藤田霊斎
Fujita Reisai

丹田呼吸法

向上し続ける人生の構築

鈴木光弥
Suzuki Mitsuya

佼成出版社

まえがき

人生を量的な視点から考えると、「老い」とは、ひたすら衰えていくプロセスということになってしまいます。しかし、質的な視点から考えると、老いていくにしたがって向上し続けていく道が人生であることに気づきます。本書では、この「向上し続ける人生の構築」を実践していくための考え方と、その実践方法を述べています。

人生を最後まで向上し続けるためには、ちょっとした修行が必要です。修行と聞くと、難行苦行を思い浮かべるかもしれませんが、もちろんそんな難しいことではありません。誰でも日常絶え間なく行なっている、呼吸というものを改善していこうとするものです。これは誰でもできる、「向上し続ける人生の構築」のための非常にすぐれた「修行法」なのです。

ところで、昔から今日に至るまで、歴史の教科書にも取り上げられることなく、人名辞典にも掲載されていなくても、人類のために偉大な功績を残した、知られざる偉人は多くいるものです。本書で紹介する藤田《ふじた》霊斎《れいさい》もその一人です。彼は、ヨーガ、禅、仙道、武道、芸道など、さまざまな道に共通する呼吸の在り方を探求し、集大成して、誰にでもできる呼吸法を体系化した人物です。

この藤田霊斎は、自身の著書のなかで、出典は不明ながら中国の古典として、「古きを吐き新しきを吸い、以て臟を練り、意を専《もつぱ》らにし、精を積んで神に通ず」という言葉を紹介しています。

「古きを吐き新しきを吸い」とは、普通考えられる呼吸のはたらきです。要するに酸素を吸い、二酸化炭素を吐く、いわゆる「吸酸除炭作用」です。呼吸の役割とはここにあることは、だれでも知っていることです。しかし、修行のための呼吸を考えるとき、これだけにとどまりません。このあと続いて述べられてあることに、呼吸の本当の意義があるということなのです。

「以て臟を練り」とは、正しい呼吸をすることによって、腹圧が生じて腹部の内臓が練られるということです。そのため、内臓を支配している自律神経が活性化し、静脈血が心臓に絞り上げられるということです。

「意を専らにし」とは、雑念や妄想を取り払って、精神の統一を図るということです。

「精を積んで神に通ず」とは、呼吸の究極的な効果を説いています。宇宙根源のエネルギーを蓄積して、宇宙の根源と一体になる——そのようにとらえることができると思います。禅や武道などで呼吸の工夫に努力するのも、ここにねらいがあるものと考えられます。

このように東洋においては、呼吸を単なる吸酸除炭のはたらきに限ることなく、もっと広く深い意味をもつものとして考えられてきたのです。こういう呼吸の仕方を丹田呼吸法といいます。藤田霊斎によって系統立って再構成された正統な丹田呼吸法を身に付けて、生涯希望をもって向上し続ける人生を歩んでいきましょう。

著者

『藤田霊斎 丹田呼吸法』目次

◎第二章　理想的人間像

◎第三章

腹の人になるための修行

◎第四章

丹田呼吸法の実際

＊装丁・本文レイアウト　池田雅彦

第一章

修行という生き方

充実した人生をつくる修行

修行と聞くと、ストイックな難行苦行とか、古い時代の遺物のように考えるかもしれません。宮本武蔵や道元禅師の厳しい修行ぶりは映画にもなっているので、頭に浮かべやすいかもしれません。そんなイメージから、修行という言葉を聞くと、なんともきゅうくつで、面白味のない生活を思い浮かべてしまうことでしょう。

しかし現代ほど修行が必要な時代はありません。なぜならば、現代のように多くの情報が飛び交い、国際化によってさまざまな文化が錯綜し、価値観が多様化している時代に、迷うことなく一本スジのとおった思考や行動ができるようになるには、修行によって人間をつくる必要があるからです。

このような複雑化し混迷した時勢のなかでは、安定した心を維持し、確信をもって一本スジのとおった考え方をもち続けることは容易なことではありません。このような時代であればこそ、ぶれない心を養うための修行が必要になってくるわけです。といっても、山に入って滝に打たれたり、けわしい道を走破したり、体力の限界まで難行苦行をしようというのではありません。普通の人が、日常の生活のなかでする修行、いわば修行的生活をおすすめしようというのです。それは、普段の生活様式に少し工夫を凝らすことで、誰でもできることなのです。

今、ここに、自分が、いのちを得て存在している。当たり前でありながら、驚くほど不思議なことです。この〝いのち〟が、なぜ、どのように自分に与えられ、この先どうなるのかがわからないままであることは、私たちを無意識のうちに不安にします。健康の不安、生活の不安、仕事の不安、老後の不安などいろいろな不安がありますが、その根源になっているのは、自分を存在せしめている、このいのちの正体がはっきりとしないことからきています。哲学者ではないのだから、そんな難しいことなど考える必要はないのではないかと思っていても、誰もが心の奥では、常に生きていることの真相を求めてやまないのです。

古来この根源的な不安を重く見た人は、その不安から解放されるために修行をしてきました。修行とは、「身体をとおして安定した心を養うための実践」を言います。いつの世にも、超人的な忍耐と努力をする修行者がいるのも、いのちの正体を知って不安から解放されたい一心がゆえであったと言えます。

「不安のない心を養う」ために「身体をとおして」実践するということは、東洋における伝統的な考え方です。「身体をとおして安定した心を養うための実践」、すなわち修行の例としては、坐禅、静坐、鎮魂行、滝行、回峰行、あるいは、念仏や題目を唱える、祈りの言葉を反復誦唱《じゅしょう》するといったものなど多くあります。武術の方面では、素振りや打ち込みの繰り返し、といったことを行ないます。

このように不安のない心を養うために、心に直接はたらきかけることをしないで、身体（の行ない）をとおすという、一見遠回りと思われる間接的な方法によって心にはたらきかけようとするのが修行です。それはあたかも、直接症状を取り除こうとする西洋医学にたいして、養生を基本に予防を重視する東洋医学のようなものです。遠回りのようで、宇宙の真理にもとづいた方法ということができるのです。

先に挙げた修行の定義は、故・岸本英夫元東大名誉教授の『信仰と修行の心理』（渓声社）にもとづくものですが、同書において岸本氏は、身体をとおして心に及ぼすことについて次のように述べています。

「知的訓練は、人間の精神的な営みのもっとも重要なものの一つであるけれども、それに執すれば、知に偏した性格をつくり出すおそれがある。情的涵養《かんよう》は、それに溺れれば、徒らに繊細羸弱《るいじゃく》に赴《おもむ》いて、いわゆる情に泥《なず》んだ性格を導き出しやすい傾向がある。身体から心に入る行は、その方法が間接的であるために、心に与える効果は比較的緩慢で、長期の努力を必要とする。しかし、一面、それは着実であり、心を澄み透らせ、意志を鞏固《きょうこ》にし、信念の強烈なる性格をつくり出す特徴を持っている。それ故に、修養鍛錬の方法として、独自の位置を占める」

身体をとおすことは、じっくりと熟成を待つという方法です。万事スピードをよしとする現代の風潮にはそぐわないものですが、促成栽培では期待できない心の深い領域にまで、さらにはいのちの根源にまではたらきかけることができます。身体をとおして心を養っていく過程に「道」が生じます。一例として茶道を挙げることができます。元来お茶を点《た》てるということは、文字どおり日常茶飯事の身体をとおしての行為です。その身体の行為に精神性を加えることで、茶道という道に昇華させたのです。

身体をとおすということに相対することとして、理性によって物事を追究していくことがあります。科学がここまで発達したのは、理性的な営みの成果であることは事実です。しかし理性的な営みだけでは、いのちや心をとらえきることはできません。理性でとらえるには、いのちや心はあまりに微妙な存在だからです。いのちの本質をとらえるには、いのちの現われであるところの、このなまの身体をとおした修行によるほかに方法はありません。冒頭に述べましたように、万事において価値観が多様化し、混迷を深めつつある複雑な現代において、個々の修行はますます必要になっていくことでしょう。その意味において、現代人が普通の生活を行ないながらできる修行、つまり「修行的生活」についてこれから述べていきたいと思います。

修行に必要な楽観的な心

修行といっても、道元禅師や宮本武蔵みたいに現世を超越した途方もないことを始めようというのではありません。あくまでも、修行的生活のすすめです。それは普通の生活をしていくなかで、自然に無理なく、根源的に抱えている不安から自分を解放していこうとするものです。

二〇〇三年十一月二十六日付『東京読売新聞』の「こどもの詩」に、小学校三年生の河合諒馬君の詩が紹介されていました。

《交かん》
人間ってね
イヤなことが
いっぱいたまると
幸運と交かんできるんだよ

毎日の生活で出会うイヤなことは、幸運と交換できる金貨のようなものなのだと、この少年はいうのです。少年なりの直観から得たすばらしい前向きで楽観的な考え方だと思います。「絶望は愚者の結論である」と、英国ヴィクトリア朝時代の首相であったベンジャミン・ディズレーリ（一八〇四年〜一八八一年）は言っています。問題には必ず解決が用意されていることを信じて、何があっても絶望的にならず、いつも楽観的に希望をもって生きていきたいものです。何があっても絶望することを知らない人には、悪運のほうが根気負けして逃げていきます。

私たちは自分を守ろうとして、重い鎧を着こんで生きているところがあります。悲観というものも、自分を守ろうとして着込む鎧なのです。その鎧の重さが、絶望感として感じられるのです。修行は力んで行なうものではありません。自我防衛の鎧を脱いで、肩の力を抜き、楽観的に生きるのが修行です。

江戸時代の儒学者、山崎闇斎《あんさい》（一六一九年～一六八二年）に、「有感」という詩があります。漢詩の形式になっているものですが、仮名混じりの読み下しにして掲げてみます。

有感

坐《そぞ》ろに憶《おも》う天公世《てんこうせ》塵《じん》を洗うかと
雨過ぎて四《し》望《ぼう》更に清新
光風霽月《こうふうせいげつ》今猶在《なおあ》り
唯《ただ》欠く胸中洒落《きょうちゅうしゃらく》の人

「気持ちのよい夕立だ。天が世の中の塵を洗い流してくれたように思える。その雨が降りやんで、どこを見ても清々しい眺めだ。光風霽月のような高潔な人は今でもいるけれども、この雨上がりのような、胸にわだかまりをもたない、すっきりと力の抜けた胸中洒落の人はなかなかいないものだ」と山崎闇斎は嘆いています。中国の黄庭堅《こうていけん》（一〇四五年～一一〇五年）、またの名を黄山谷《こうさんこく》とも呼ばれる宋代の詩人も、「胸懐《きょうかい》洒落なること光風霽月の如し」と言っています。闇斎はこの詩から引用したのかも知れません。

奈良薬師寺の元管主の故・高田好胤《こういん》師は、修学旅行の生徒たちに、ユーモアを交えてわかりやすく仏教の心を説いた人として有名でした。この好胤和上は、「かたよらない心、こだわらない心、とらわれない心、広く、広く、もっと広く」心を開放すること、それが般若心経の教えなのだと、誰にもわかりやすく説いておられました。こんな気張らない高田好胤師は、まさに「胸中洒落の人」であったように思います。

困難に直面しても、夕立のあとのようにすっきりとした「胸中洒落の人」――是非とも目指したい人間像です。

微笑みについて

修行というと、眉を吊り上げ、歯をくいしばって力んでしまいそうですが、じつはその逆で、「胸中洒落」の力みの抜けた人になるのがねらいです。「洒」とは水で洗い清めることです。ですから「胸中洒落」とは、胸につかえている執着やこだわりを、水で洗い清めて落としてしまうということです。そんな胸中洒落の境地は、微笑みとして顔の表情に端的に表れます。

松居《まつい》桃樓《とうる》著『禅の源流をたずねて』(柏樹社)は、修行と微笑みの関連について魅力的に書かれた本です。松居桃樓さんは既に故人ですが、戦後同志とともに「蟻の会」という会をつくり、貧しい人を救うために力を尽くした方です。同著において松居さんは、悟りとは交感神経と副交感神経のバランスが取れていて、ニコニコと微笑んだ状態になることであると言っています。そして、修行の目的を、「微笑めなくなる種をまかないこと」、そして、「微笑みの芽を育てること」であるというのです。

この松居さんのあまりの思いきった解釈に、初めのうち私は疑問を感じました。修行という厳粛な行為の目的が、微笑むことであると言いきるのには納得できませんでした。しかし、しばらくすると、微笑みということには、それだけの価値があるように思えるようになりました。微笑みは、一切肯定、受容、好意、赦し、そして愛の端的な表れです。釈尊が一枝の花を大勢の弟子たちに示したとき、ただ一人ニッコリと微笑んだ大迦葉にその法を伝えたと言われています。大迦葉の微笑みは、釈尊のすべてを理解していることを如実に表していたのです。

このように、ニコニコと微笑んでいるときに不安はありません。こういう状態のとき人は幸福を感じます。反対に、心を動揺させる感情とは、怒り、敵意、恐怖、不安、後悔、焦燥、怨恨、嫉妬、悲嘆、絶望といったものです。このような感情が心を支配しているとき、とてもニコニコなどしていられません。擬態語で表せば、カッカ、ムカムカ、ビクビク、クヨクヨ、イライラ、キリキリ、ジリジリ、メソメソ、ショボリという状態に心を占領されていることが不快な心であり、それは微笑みに象徴される平安な心の対極にあるものです。

さしのぼる朝日の如くさわやかにもたまほしきは心なりけり

あさみどり澄みわたりたる大空の広きをおのが心ともがな

右の二首の和歌はいずれも明治天皇の御製です。さわやかな心、大きく広い心、それは平安な心です。毎日をさわやかに、大きな心で生きれば、おのずと心は平安になります。これほど幸福なことはありません。自然に微笑みのもれるときです。

朝、目が覚めたとき、また新しい一日を迎えることができたことを、万歳をして喜びましょう。今日一日に起こる出来事を思って、ふと不安が心をよぎるかもしれませんが、それはひとまず置いておいて、新たに与えられたこの日を祝福して迎えるのです。この真新しい一日を迎えるのは、誰にとっても初めての体験です。そこにはベテランも初心者もありません。みな一様に初めて迎えるこの日を不安と思うか、期待をもって迎えるか、それは心のもち方一つにかかっています。誰にとってもおろしたての、新鮮なこの一日をさわやかに迎えたいものです。

「眠い」「疲れた」「ヤレヤレ、今日も仕事か」などとぼやきながら朝を迎えたら、「今日も何が起こるのだろう」と不安のうちに起床したら、進歩も向上もない一日を過ごすことになるでしょう。平安な心、もしくはさわやかな心をどのようにして保つか、それが修行の眼目です。さあ、さわやかで平安な心を基盤とした幸福目指して、今日も修行的生活で過ごしていきましょう。

「発心《ほっしん》正しからざれば万行空しく施す」という言葉があります。始めるときの動機が正しくないと、何をやっても成果を上げることができないということです。「発心は九分の成就」というわけで、平安な心、さわやかな心を目指そうと発心すれば、一日一日の行動はすべて平安な心を養い、幸福の糧となっていくのです。松居桃樓さんが、修行の目的は、微笑みの芽を育てることであるといったのもうなずけます。

修行的生活を楽しんだ江戸人

江戸時代の人々は、生活のなかに修行をうまく取り込んでいました。武士は、剣術はもちろん、能楽、茶の湯、和歌、書などの修行に怠りありませんでした。「麗しきご尊顔を拝し奉り、恐悦至極に存じまする」などといった口上をよどみなく、朗々と言うことができたのは、謡曲のたしなみがあったからです。情報網が今ほど発達していなかった当時は、それぞれの地方の方言の違いが、今よりずっと大きかったことでしょう。津軽藩の人と薩摩藩の人では外国人同士が話すようなものだったと思います。それでも正式の場での共通語として、謡曲の素養が役立っていたのです。

町人も武士に負けずに修行が好きでした。剣術を習ったり、小唄や舞踊、習字等に励んでいました。町人の場合は修行というよりも多分に道楽というもので、堅苦しいことをしている自覚はなかったのでしょうが、それでも結果的には修行としての効果は上げていたようです。幕府の公報の掲示板である高札《こうさつ》を、一般庶民が当たり前の顔をして読んでいるのを見たオランダ人が、びっくりしたという話があります。明治維新の折、あれほどの大改革が歴史的に稀なくらいスムーズにできたのも、武士も庶民も修行という形での勉学に熱心であったことが考えられます。これらは、修行を好んだ江戸時代の人々の功績であると思います。

町人の稽古事は遊び半分だったかもしれませんが、仕事の腕を身に付けるためには真剣でした。仕事の技能の修練は「修業」といいますが、身体をとおして技を磨き、結果として心を錬るということにおいて、修行と変わりがありません。職人も商人も農民も、年少のときから修業によって、工芸の道、農業の道、商人の道とそれぞれの道を深めていったのです。たとえば、当時の指物師がつくった作品の精密さ、正確さを見ると、その修業の深さがしのばれます。

それになんといっても、当時は日常の生活が修行そのものでした。現在と比べたら、何をやるにも身体を使わざるを得ないので、無意識にも身体の使い方を工夫することになります。大工や左官や農作業などの仕事をするにも、掃除や洗濯などの家事をするにも、修行的であったわけです。その点で私たちは、生活万般にわたって便利になった分、意識的に生活のなかに修行的要素を加える必要があります。

生活が便利になることは、必ずしも心の平安をもたらすものではありません。むしろ、生活の便利さを追いかけてうまくいかないと、一層不足感や敗北感に陥りやすくなり、不安やストレスは増加してきています。そんなことも、現代人が心を安定させるための修行を必要とする理由です。松居さんの、いつでもどこでも微笑んでいることが、非常に大切なことであることがわかります。いつでもどこでも微笑めるように、生活のなかに修行を取り入れていきましょう。そうすれば生きる姿勢が積極的になり勇気が湧いてきます。そして人生そのものが、確実に幸福に向かって前進を始めます。

心をとおして心を鍛えることは難しい

心を鍛えるために、なぜ身体をとおすのかといいますと、身体をとおしたほうが心をコントロールしやすいからです。言い換えれば、心をとおして心を鍛えることは難しいのです。禅に「意馬心猿《いばしんえん》」という言葉があります。心とは、暴れ馬や猿のように暴れまくり走り回って、なかなかうまく操縦できないことを言っているのです。おまけに心は、眼に見えないし、音もなく、匂いもなく、触れることもできません。心をコントロールすることは、空気を相手に取っ組み合いをするようなものです。そこで、身体という手ごたえのあるものをとおすことになるわけです。

心を意志によってコントロールすると、得てして逆転現象が起こります。「努力逆転」の法則というものです。怒るのをやめようとして決意しても、怒りはおさまるものではありません。不安に思うまいとするほど不安が募ります。焦らないようにしようと思いながらも焦ってしまいます。いやなことを忘れようとすると余計思いだし、楽天的に構えるほどかえって絶望感が広がってしまうのです。

十九世紀から二十世紀にかけてのフランスにおいて、自己暗示療法で一世を風靡したエミール・クーエ（一八五七年～一九二六年）は、「意志と想像力が相争っているとき、想像力の強さは、意志の二乗に正比例する」と述べています。正確に「二乗に正比例」するかどうかはわかりませんが、潜在意識を背景にした想像力の前には、意志力は極めて弱いものであることは確かです。たとえば、地上に置いた一メートル幅の板を渡るのは簡単ですが、五十メートルの高さに渡せば、同じ板であっても足がフラついて、あえて進めば落下してしまうでしょう。

クーエのいう「意志」を「心」と置き換えても同じです。そこで、形があり、触れれば手ごたえのある身体をよりどころとして、心を扱うことをするのです。身体は、心というとらえどころがなくて扱いにくいものを操縦するハンドルのようなものです。身体というハンドルさばきを修練して、あらぬ方向に曲がりそうな心を正しい方向にターンできるようにするのです。

何度も言いますが、身体をとおした修行といっても、身体が悲鳴を上げるような難行苦行をしようというわけではありません。ここでおすすめする修行とは、パワーや持久力の養成を目的とするのではありません。身体の感性を向上させることにねらいを置くことです。それはいわば、身体の情報系にはたらきかけるということです。それは、年齢に関係なく成長させていくことができるものです。むしろ年齢を重ねるほどに味わいを深めていくことができて、一生向上していくことを楽しめる方法なのです。

修行とは、身体をとおして安定した心を養うための実践である、ということでした。身体をとおすことは、並行して身体そのものも鍛えられ、強健になってもいきます。身体の感性が発達することは、筋肉（内臓や血管も含めて）が効率よく活動し、身体の質的な発達を促進することになります。そして、質的に高い身体をとおすことで、純度の高い心がつくられていくのです。

修行は自分がたより

修行するには、取り立てて道具を必要としません。また、誰にも依存しなくても、身体一つあればいつでもどこでもできます。仏典のなかの最古典で、釈尊の語録集とでもいうべき『法句経（ダンマパダ）』という仏教経典に、

己《おのれ》こそ己の寄る辺　己を措《お》きて誰に寄る辺ぞ
よく調えし己にこそ　まこと得がたき寄る辺をぞ得ん
（友松円諦訳）

という言葉があります。

修行にはこの、「己を寄る辺とする」自主独立の精神が大切なのです。修行においてもっとも障害になるものは、他に依存する心です。他者に依存する心は、修行に向かう意欲を鈍らせます。「自分が本当に頼れるのは自分である。自分のほかに誰に頼るのだ。修行を積んだ自分こそが、他に代えることのできないもっとも頼りになる存在なのだ」と『法句経』は説いているのです。

このように、自分以外何も頼らない、他者に依存しない心の態度が、自分のなかに確固とした主体性を養うことになります。この主体性こそ、心を平安にするもっとも大切な要

素です。「アイツのせいでこうなった」とイライラしたり、「誰も理解してくれない」とクヨクヨしたり、「みんな自分をどう思っているのだろう」とビクビクしたりするのは、他者依存から生ずる心理です。被害者意識、言い訳、責任転嫁、自己正当化なども他者依存による主体性の欠如から来るものであり、心の平安を乱す元になるものです。「他に依止《えし》するものは動揺する（これも古い仏典『スッタニパータ』）」のです。

主体性をもつためには、自分の価値を正しく知ることが必要です。自分のなかには、修行のためのあらゆる要素が備わっているから、他には何も頼らないぞ、という決意をすることです。禅で言う「無一物中無尽蔵《むいちもつちゅうむじんぞう》」という考え方です。元々この言葉は、中国の宋の時代の詩人、蘇東坡《そとうば》（一〇三六年〜一一〇一年）の詩で、このあとに「花有月有楼台有《はなありつきありろうだいあり》」と続きます。宇宙の大きさに比べたら、自分などは無に等しいようであるが、じつは無限の可能性を秘めているのだ、ということです。美しい花もあり、明るい月もあり、高層の建物も、なんでも備わっています。その無尽蔵を引きだすのが修行なのです。

自分に初めから備わっている身体だけを使って、他にはなにも使わずに、心という時間・空間を超越する無限の可能性を養っていくための実践が修行です。そこには、自己憐憫も、被害者意識も、責任転嫁も、他者攻撃もありません。自分の人生は、すべて自分が責任をもって引き受けよう、そういう気概が一番大切なのです。

「無一物中無尽蔵」に似た金言は多くあります。「自家無尽蔵を放却して門に沿い鉢を持して貧児にならう」とは、中国明の時代の修養書である『菜根譚』の言葉です。なんの努力もなしに与えられたいのちであるだけに、その本当の価値に気づかないのが私たちの実態です。何も付け加えていない裸一貫のなかに、無尽蔵の宝があることに気づかなければなりません。その宝に気づくために修行が必要なのです。自分には、本来完全なものがみな備わっているということに気づくのです。自分には無限の宝物が与えられているのに、目先の欲得に執着することでそれが見えなくなっているのです。

本来の自分を見失うと、怒り、不安、恨み、憎しみ、自己卑下、羨望、嫉妬、などで心が波立つことになります。水面が波立っていると水の底が見えなくなるように、自分の内面を見通すには、波立たず静かな心でなければなりません。そのために、身体をとおして穏やかな心に鍛え上げていく営みをするのです。身体を通すということは、身体そのものも鍛えられ、さらに心が鍛えられるということです。

次の詩は、他に依存しない自主独立の気概を奮い起してくれます。アジアで初のノーベル文学賞を受賞した、インドのタゴール（一八六一年〜一九四一年）の詩です。

私をして危難から守られんことを

私をして危難から守られんことを祈らしめるな、
ただ恐れなくそれらに直面せしめよ。
私をしてわが悩みを鎮めんことを乞わしめるな、
ただかれにうち克つ心を乞わしめよ。
生の戦場における盟友を求めしむるな、
ただおのれ自身の力を求めしめよ。
救われんことを性急に渇望せしめるな、
ただおのが自由を得るための忍苦を望ましめよ。
私をして成功のうちにのみ御身の慈愛を感じるごとき怯者たらしめず、
わが失敗のうちに御身の手の握力を感ぜしめよ。

（山室静訳）

修行と老い

一般的に「老い」は、あまり歓迎されることではありません。筋力は弱くなり、記憶力は鈍り、視力は衰え、聴力は劣化します。また、皮膚のハリが失われシワも増え、動作は緩慢になります。これらの能力は、せいぜい四十歳くらいでピークを過ぎて、あとはひたすら下り坂に向かいます。なんにしても下り坂とは、あまりうれしくないことばかりです。しかしいやでも人生は、一直線に老いに向かって進んでいくのです。

人生が経過していけば、必ず老いということに向き合うことになります。厳然として老いというものが存在するからには、逃げずに向かい合わなければなりません。そこで、老いることにもなんらかの意味があると考えるのです。どんなことでも、存在するものには必ずなんらかの意味があるというのが、宇宙の意思というものではないかと思うからです。老いていくという事実があるからには、それがまったく無意味なことであるわけはありません。物事には悪い一方ということはないのです。悪いことの裏にはよいことがあるはずです。老いにも意味があり、よい面があるのです。

なるほど、量的な価値観から見ると、老いることは量的な価値を失っていく過程に違いありません。筋力・記憶力・視力・聴力・弾力などといった能力の量的な面は、老齢に向かって減ることはあっても増えることはありません。しかしながら、七十歳も八十歳も、ときには百歳以上も、人間に寿命を与えている宇宙の秩序、あるいは自然の意思（神と言ってもいいかもしれません）は、必ず老いということにも意味をもたせていることは間違いありません。

老いることのよい面の一つは、人生の始まりから終わりまで、人の一生の全体を見届けることができるということです。二、三十年程度の人生では、人の一生の一部分しか見渡すことができません。老齢に達して初めて、人が生まれて死ぬまでの、人の一生の全体を目の当たりにできるのです。これは思いのほか価値のあることです。道元禅師は「生を明らめ死を明らめるは仏家一大事の因縁なり」と言っています。年を取ることで、生と死の実態をリアルタイムの体験として知ることができることは、評価してもしきれないほどの大きな特典です。

先行きにたいする漠然とした不安には、老いることへの不安が多くの割合を占めています。老いることをやたら恐れ嫌っていては、幸福な人生を築くことはできません。先行きに嫌なことが待ち受けているというのでは、明るい希望をもって生きていくことができないからです。もし老いることに価値を発見して、老いを楽しみに生きていければ、心の平安がもたらされ、たちまち幸福感に満たされます。もちろん、負け惜しみや強がりで、「老いはいいものだ」と思い込もうとするのではありません。それでは、自分を納得させることはできません。

一般的には嫌われてる老いというものが、じつは楽しい価値のあるものなのだと心から思い、肯定的に積極的に生きていける道があるのです。「修行的生活」をとおして、老いることを本心から〝ウエルカム〟と言える、そんな人生の可能性を実現していこうではありませんか。

二〇〇九年一月十四日付『東京読売新聞』朝刊の「長寿革命」老いの形（2）「90歳超え、なお成長」と題する連載に、次のような記事がありました。

「……発達心理学では、老いと知的能力の衰えは同義でないとする。『知能は生涯を通じて発達する。老いて経験を得ることでこそ磨かれ、豊かになる智恵という力もある』と高山緑・慶応大准教授は話す……」

そして同コーナーには、花や昆虫などを細密に描くボタニカルアーティストとして有名な、熊田千佳慕《ちかぼ》画伯（一九一一〈明治四四〉年～二〇〇九〈平成二一〉年）のことが紹介されていました。熊田画伯が現在の画風に目覚めたのは、七十歳のときからだったということです。そして九十歳のときに、その「作品に『豊かさ』という新評価が加わった。熊田は七十歳からの『成長する老い』を生きる……」と記事は続きます。「成長する老い」、いい言葉ですね。

また、漢学者の白川静氏（一九一〇〈明治四三〉年～二〇〇六〈平成一八〉年）は、六十六歳で立命館大学を定年退職したのち、「字統」「字訓」「字通」という漢字辞典の大作を立て続けに刊行して、「九十歳を超えて、知性は一層輝きを増した」というほどになっていました。

熊田画伯や白川博士のような人は特別だ、と言ってはいけません。お二人の、生活を修行とする生き方が独自の世界を開いたのであって、決して、初めから別の世界の人なのではありません。

ウエルカム・エイジング

生きている以上、老いていくことから逃れるわけにはいきません。それならば、逃げていないで迎え入れる心の余裕をもちたいものです。つまり、アンチ・エイジングでなく、ウエルカム・エイジングです。心の姿勢によって、同じ事象でもガラリ受け取る意味が違ってくるからです。

次に、ウエルカム・エイジングの実像を何人か見ていくことにしましょう。俳句を一句ご紹介します。

生くることやうやく楽し老の春　　富安風生

富安風生《とみやすふうせい》（一八八五〈明治一八〉年〜一九七九〈昭和五四〉年）は、近代俳句の巨星、高浜虚子の弟子で、美しい老いを追求した俳人だといわれています。風生は、東京帝国大学法学部卒で逓信省の次官にまでなったエリートですが、ホトトギス派の俳人としても芸術院会員になっています。

上掲の句は、七十八歳のときの作品です。ちなみに「やうやく」は旧かな遣いですから、「ようやく」と読んでください。七十八歳になって、ようやく生きることが楽しくなってきたというのですから愉快です。

これより二年前、風生老七十六歳のときに……、

いやなこといやで通して老の春

ただの我がままでは、頑固爺さんとして周囲から疎んじられるばかりですが、それをご愛嬌として認めさせてしまうのは、歳月をかけて磨いた人間力の賜物でしょう。それは処世術とは違ったもっと高難度の芸と言えます。そんな達人芸も、心がけ次第で身に付けられるものと思います。

そして最晩年、富安翁の辞世の句は、

九十五歳とは後生極楽春の風

ということにあいなりました。なんとゆうゆうたる境涯でしょうか。こういう心持ちでしたら、死んだあとまでその幸福の思いは、人類の共通無意識として残ることでしょう。富安風生は俳句修行をとおして、老いと死を美しく楽しいものとしてつくり上げた、人生の達人でありました。

次の話題の主は、将棋の羽生善治永世名人です。老いにはまだ程遠い羽生名人ですが、ある雑誌の対談で、「年取って〝失われる部分〟を気にするより、〝失って得した部分〟を気にしようと思うんです……」と、ウエルカム・エイジング的コメントを語っていました。

一九七〇（昭和四五）年生まれで壮年の羽生名人ですが、以前と比べてかなり記憶力が衰えてきたということです。しかし彼は、そんなことを気にしていません。たしかに記憶力は将棋にとって大事な能力ですが、人間として熟成することで、記憶力に代わる能力が育ってくるということだと思います。

人生は変化していくところに妙味があるのだと、羽生善治は将棋修行によって得た「諸行無常」という宇宙の秩序を受け容れ、楽しんでいるようです。彼のような人も、老いの達人となる素質十分の逸材です。

ウエルカム・エイジングを実践した人物として、少し時代を溯《さかのぼ》ってってもう一人挙げておきましょう。

徳川時代も末のころ、白井亨《しらいとおる》（一七八三〈天明三〉年～一八四三〈天保一四〉年）という剣豪がおりました。諱を義謙《よしのり》、号を鳩洲《きゆうしゆう》と名のっています。幕府や藩に仕官することがなかったためか、あまり名は知られていませんが、名著『日本剣道史』において著者、山田次朗吉は、日本剣道史上有数の名人と讃えています。また、明治維新の英雄勝海舟も、白井亨に教えを受けたことがあったということで、海舟の著『氷川清話』に次のように書かれています。

「かつて白井亨という剣道の達人があって、おれもたびたびついて教えを受け大いに裨益したことがあった。この人の剣を使うや一種の神通力を具えて居た。その白刃を提げて立つや、凜《りん》として犯すべからざる神気刀尖より迸《ほとばし》りて向うなどに立って居れなかった。おれも是非この境涯に達せんと必死に練磨したけれど、とうとう達しなかった……」

と激賞しています。

白井亭という人は、体格にはあまり恵まれていなかったようですが、熱心な稽古によって腕を上げました。郷里の岡山で三百人以上の弟子を教えるようになり、剣術家としては功成り名を遂げたのですが、二十八歳になった白井は、剣の道も体力旺盛なうちは強くても、四十歳も過ぎると衰えていく。そんなことに人生を打ち込んで何になるのか？　と疑問をもつようになりました。

そんな折、母が病気との知らせで江戸に帰った折に同門の先輩である寺田宗有《むねあり》を訪ねました。寺田は、白井の武者修行による剣の進境を見てみたいというので、立ち会うことになりました。二十八歳の全盛期にあった白井は、いくら相手が名人でも、六十三歳にもなる寺田に勝つことは当然のことと思っていました。

ところがいざ相対してみると、寺田のもつ不思議な気迫に押されて手も足もでません。白井は現実に、年齢とともに進化し続ける人物を目の当たりにして、大疑問が消えていくのを覚えました。不思議そうな顔をする白井に寺田は、心を磨くことで剣の腕も磨かれていくのだ、と説きました。

寺田のすすめたのは水浴と白隠禅師の伝えた内観錬丹の法でした。水浴のほうは自分に合わないということですぐにやめてしまいますが、内観錬丹の法を熱心に実践したのです。

その結果、勝海舟の言う「神気がほとばしりでるような」力を発揮するようになります。白井自身も、「俺の木剣からは輪がでるぞ」と言っていたとのことです。白井はこれを、赫気《のび》と名付け、天真伝兵法を創始します。

東嶺禅師、寺田宗有をとおして白井に内観錬丹の法を伝えた白隠禅師にしても、その書は晩年になるほど、その気韻が冴えて立派なものになっています。人は本来、体力を超えて、年齢とともに進化していく何ものかをもっているもののようです。白井の剣も、年齢とともに進化するものとなり、彼のあの大疑問は見事に氷解したのでした。そしてそれは内観錬丹の法、つまり丹田呼吸法を取り入れた剣の修行によって実現したという事実は、非常に興味深いことです。私たちも、呼吸の仕方の工夫によって、白井亨が達成した生涯成長の道をたどりたいと思います。

修行は生涯成長の道

一般社会を離れた徹底的な修行もありますが、普通の生活をしてできる修行もあります。

日常生活のなかに修行を取り入れる、修行的生活でしたら誰にでもできるのです。老若男女を問いません。素質のあるなしや体力の強弱も問いません。特別な技術を必要とすることもありません。それでいて、身体を健康にし、心を安定させ、宇宙との一体感を得ることができるなど、かつての修行者の味わった充実した境地に立つことができるのです。むしろ修行馬鹿にならず、人間を現実的に理解できる幅広い人間になるには、修行的生活のほうがすぐれているといえます。

ところで、一念発起して何かを始める場合、年齢が気になるものです。これから始めるのでは遅いのではないか。もっと早く始めればよかった、などと思うものです。また、始めたもののいくつまでできるのだろうか、と思う人もいることでしょう。「今さら」という心理です。

しかし、この本ですすめる修行を始めるのに遅すぎることはありません。また、これまでどんな生き方をしてきたにしても、それはすべてこれからの修行に役に立ちます。過去の無駄が、有益なものとしてよみがえるのです。「体が弱くて、何もしてこなかった」という人には、何もしてこなかった体験が役に立ちます。「いろいろやってきたけれども、どれも中途半端で……」という人には、中途半端ないろいろなことが役に立つのです。後悔していたことが、意味あるものにガラリと変換するのです。大切なのは「今から」という前向きの気概なのです。

そしてこの本で説く修行は、生涯の成長を目指すものです。普通の稽古事でしたら、筋力が弱くなった、息がきれるようになった、歩くのが不自由になった、耳が遠くなった、トイレが近くなった、記憶力が衰えた、といってしり込みするところですが、そんなことを気にすることはまったくありません。人間の生きる意味は、このような量的な価値観に拘束されるものではありません。修行という質的な世界は、肉体的な衰えを超越した質的な価値観が支配する世界なのです。現代はあまりにも、いのちの質的な価値観が見失われ、量的な価値観だけが幅をきかせています。生活に修行を取り入れるためには、まずこの考え方を改めることが必要です。

今の世の中、人類は混迷のなかに翻弄されているように思います。それを救うのは、質的な向上を目指して生きていくより道はないのです。勇気をもって、希望をもって生きていくためには、質的に生涯成長を目指すための修行をしていくことであると、心から信じてやみません。

ホイヴェルス博士が愛した詩

上智大学の第二代学長であった、ヘルマン・ホイヴェルス博士（一八九〇年～一九七七年）は、彼の随想集である『人生の秋に』のなかで、「最上のわざ」と題する次の詩を紹介しています。ホイヴェルス神父が故郷のドイツに帰ったときに、友人からもらったというこの詩は、老いることを肯定的に受け容れ、平安の心を得るために、たいへん有益な示唆を含んでいます。

最上のわざ

この世の最上のわざは何？
楽しい心で年をとり、
働きたいけれども休み、

しゃべりたいけれども黙り、
失望しそうなときに希望し、
従順に、平静に、己の十字架をになう。

若者が元気いっぱいで神の道を歩むのを見ても、ねたまず、
人のために働くよりも、
謙虚に人の世話になり、
弱って、もはや人のために役だたずとも、
親切で柔和であること。

老いの重荷は神の賜物、
古びた心に、これで最後のみがきをかける。
まことのふるさとへ行くために。
おのれをこの世につなぐくさりを少しずつはずしていくのは、
真にえらい仕事。

こうして何もできなくなれば、
それを謙虚に承諾するのだ。

神は最後にいちばんよい仕事を残してくださる。
それは祈りだ。
手は何もできない。
けれども最後まで合掌できる。
愛するすべての人のうえに、神の恵みを求めるために。

すべてをなし終えたら
臨終の床に神の声をきくだろう。
「来よ、わが友よ、われなんじを見捨てじ」と。

これぞ、量的次元を超越した、質の高い人生そのものです。
昨今、アンチ・エイジングといって、老化を防ぐための食事や美容や運動など、さまざまな試みが紹介されています。こうして老化と闘うのも悪いことではありませんが、老いを静かに受け容れるゆとりをもつことのほうが、より次元の高い人生戦略ではないかと思います。〝アンチ〟という敵意を含んだ対立意識が心を乱し、人生の質を低下させていくという面も見逃してはいけないことです。

一切を受容するという平安な心境、さわやかな境涯を保つことができるように、一生をかけて修行していきたいものです。老いを受け容れ、穏やかな心で老いていくことを心がけたほうが、結果として、健康で自然にかなった美しい人生が展開していくことになるのではないでしょうか。アンチよりウエルカム、対立より受け容れ、これが修行の大事な要点です。

修行のねらい

修行のねらいは心を鍛えることにあります。それというのも、人生を大きく左右するのは心だからです。人類の歴史は、過去の人たちの思考の蓄積です。どんなに身体を鍛えても、普通の人には、百五十キロのバーベルはもち挙がらないし、百メートルを十秒で走ることは難しい話です。身長をいきなり十センチ伸ばすことはできませんし、東京から京都に行くには、それなりの時間がかかります。しかし、心はそのような制約はありません。時間や空間に制限される身体に比べて、心は無限の時空を自由に遊ばせることができるのです。

ですから、人間としての本質を向上させるためには、心が鍛えられなければならないのです。「思考は実在に等しい」とギリシャの哲学者・ゼノン（紀元前四九〇年頃〜四三〇年頃）は言います。思考は実在であるというならば、なんとしてもよい思考の習慣をもたなければなりません。習慣になれば、努力しようと頑張らなくても、生き方そのものがよい思考そのものになってしまうからです。

創造力は想像力です。建築でも絵画でも文学でも、偉大な創造はまず想像があって、その想像が青写真として創造され実現するのです。創造のもとになる想像力の豊かさは、心の在り方如何にかかっています。その心を鍛えるために、昔から多くの人が修行をしてきたのです。

このように、心を鍛え、人としての条理に通じる法が「道」です。ただお茶を点《た》てるだけでしたら、点茶術ということになりますが、条理を尽くし、心を高めることを目指すのなら、茶道ということになります。闘争の術である剣術が剣道になり、ただ強いだけでなく、指針性と美があって相撲道となります。花活け術が華道になります。商いまでが商人道になるのです。

潜在意識を味方に付ける

精神分析の祖であるジークムント・フロイト（一八五六年〜一九三九年）が、意識の深層の無意識に焦点を当てて人間行動のメカニズムを明らかにしたことは、人間の心の深層の真実を解明するうえで大きな貢献を果たしました。二十世紀の一大功績とも言われるくらいです。無意識とは、本人にも意識されていないけれども、意識の深層に厳然と存在する意識です。無意識というと、意識が無い状態と理解されてしまいますから、ここでは潜在意識という言葉を使うことにいたします。そして、はっきりと自覚している意識を顕在意識ということにします。

自己の可能性を広げ、その可能性を自己に実現していくためには、心に意識を向けなければなりません。先に述べましたが、何か行動を起こすとき、必ず先に心がはたらいています。いちいち意識にはのぼらないようでも、潜在意識は必ず動いているのです。潜在意識は、心の底に抑え込まれていて意識にはないのですが、私たちの行動を大きくコントロールしているのです。無意識に行動していると思っていることでも、じつは潜在意識がはたらいているのです。

たとえば、犬を見ると無意識に逃げたくなる人がいるとします。それは反射的な行動のようですが、じつは子供のころ犬にかみつかれた体験が潜在意識に残っていて、逃げだす行動をしてしまうということがあります。この心の奥にしみついた潜在意識が、私たちの日常の行動の多くを左右していることが多いのです。

よく知られているように、潜在意識は意識している意識、すなわち顕在意識よりもずっと大きな存在で、よく氷山にたとえられています。海面からでている氷山の一角が顕在意識であり、海中に沈んでいて見えない大きな部分が潜在意識です。この潜在意識には、過去に体験したことや、考えたことが、意識の底のほうに沈んで記録されているのです。潜在意識は、気づかないうちに私たちの行動をコントロールしている、はなはだやっかいな存在です。

潜在意識といっても自分の心なのですから、いつも自分の味方となってくれるのかというと、決してそうではありません。味方どころか、自分に背き敵となることが多いのです。犬を見ると逃げだすくらいなら、それほどの悲劇にはならないでしょうが、潜在意識に抑圧されているもの如何によっては、自分に向かって牙をむいて襲いかかってくる力となるのですから恐ろしいのです。この潜在意識という氷山の水面下のような存在が、獅子身中の虫として、自分をむしばむことになるのです。強い味方にもなる半面、恐ろしい敵ともなるのが潜在意識なのです。

たとえば人の成功をねたんで、その人の失敗を願う思いにかられると、その願いが潜在意識として蓄積されます。そのねたみという思いの蓄積が、いつか自分の失敗を引き起こすことにはたらくようになるのです。「失敗」という観念が、自分の失敗を実現してしまうのです。その反対に、人の成功を心から願って祝福する思いが起これば、成功を引き寄せるように潜在意識の構造が組み立てられていくというのが、深層心理のメカニズムだということです。

歴史は過去の人たちの思考の集積によって成り立っています。私たちはこれからのちに続く人類の安寧と幸福を考えて、よい思考を積み上げていかなければなりません。ＤＮＡには、これまでの生物の進化のプロセスがすべて記録されているように、潜在意識の領域には、人類の（他の生物も含まれているかもしれませんが）歴史のすべての思考が織り込まれているのですから。

そう考えますと、どうしても心の管理には気を配り、実現しては困る想念を起こさないようにする工夫が必要になってくるのです。潜在意識に背かれないように、潜在意識が自分の幸福のために味方になってくれるようにするには、身体をとおして心を鍛えること、すなわち修行をすることです。しかしそれは、そんなに厳しいものでなくてもいいのです。修行を日常の生活のなかに取り込んだ修行的生活を送っていけばよいのです。

修行とは感性を練ること

身体を鍛えるためには二つの方向が考えられます。一つは量的な方向です。それはパワーや持久力やスピードを向上させることで、そのためにウエイトトレーニングやランニングなどをします。もう一つは質的な方向で、神経系などの身体の情報系の機能に意識を向けて感性を向上させることです。自己向上を図るうえで、どちらも必要なことではありますが、「修行的生活」では、質的面を重視していくことになります。

身体の量的面であるパワーや持久力などは、ある一定の年齢に達すると下降線をたどることになります。しかし感性は、一生向上させる可能性を有しています。剣豪のなかでもひときわ強い印象のある宮本武蔵は、剣術にすぐれていただけではなく、絵画、彫金などにすぐれ、著述をとおして深い精神文化を伝えています。量的面と質的面の両面を兼ね備えた、並々ならぬ力量をもった人物でした。フランスでは、日本以上に武蔵が高く評価されているそうです。

その著書である『五輪書』のなかで武蔵は、「千日の稽古を鍛とし、万日の稽古を錬とす。能々吟味有るべきもの也」と述べています。「千日の鍛」とは、パワーや持久力をたたき上げるための、量的面の向上を目指す稽古のことだと思います。それにたいして、「万日の錬」とは、まず身体の感性を錬り上げ、それをとおして心の感性を形成する、質的面の稽古であると言えます。

ここで取り上げるのはもちろん、質的面の「万日の錬」のほうです。ところでこれまでは、岸本英夫教授の定義にしたがって「心を鍛える」という言葉を使ってきましたが、これからは修行に関しては、宮本武蔵にならって「錬る」という言葉を使っていくことにします。感性という質的な面の向上には、「鍛える」というより「錬る」といったほうがふさわしい言葉だと思うからです。修行とは、「身体の感性を錬ることをとおして心の感性を錬る」ということです。

「鍛」に要する千日といえば約三年です。「錬」に要する万日といえば約三十年です。ここで言っている万日とは、長い年月を要するということを言いたいのであって、正確な数字を挙げているわけではありません。「錬」は一生かけての稽古の道であるということを意味しているのです。そこには、人間は一生成長していく可能性があるということを示唆しているものと思います。

パワーや持久力という量的な価値観から見ると、人間が老化していくことは、マイナス面ばかりが目に付きますが、感性といった質的面から見ていくと、死の間際まで成長していく道があることに目が開かれます。こうなれば、ウエルカム・エイジングの心境に無理なくなれるというものです。

第二章

理想的人間像

腹の人こそ理想的人間像

修行とは、身体をとおして心を鍛えることの実践であるということでした。その身体のなかで中心になる部位は腹です。そして、心の中心になるのも腹なのです。腹というと、切腹の時代の古い考え方のようにも思えます。しかし、自然のなかで生き抜いてきた昔の人の直観は、本質を射抜いています。たしかに腹は、身体の中心であり心の中心なのです。腹は人間としてぶれない軸を確立する中心点なのです。

カールフリート・デュルクハイム（一八九六年～一九八八年）という昭和十二年から二十二年まで日本に滞在したドイツの哲学者は、『肚　人間の重心（麗澤大学出版会）』のなかで、次のように述べています。

「人生の幸運は、〈対立矛盾する〉両極を互いに一体化する道の上にしかない。―略―〈この対立矛盾を統一するのは〉根源的中心を知覚するとき、そこに自分の根を下ろすとき、すなわち『肚』をもったとき成就する」（〈　〉内は筆者註）

同書では、「肚」としていますが、「腹」と同じ意味と考えてよいと思います。滞日中、禅や岡田式静坐法に熱心に取り組んだデュルクハイムだけに、日本における腹の意味を深く理解しています。

腹に重心を置いて身体を用いることで、身体そのものが鍛えられ、ひいては心も鍛えられることになります。腹を忘れた修行では、大きな成果を期待することはできません。昔から、「腹ができている」「太っ腹だ」と言われることは、最高のほまれであったのはそこからきています。

日露戦争の英雄東郷平八郎元帥は、若いころはカミソリのようにきれ味の鋭い頭脳のもち主であったそうです。しかし頭が鋭いだけでは人間としてかたよってしまうということで、腹の人になるように坐禅などの修行をしたとのことです。

「剛毅《ごうき》木訥《ぼくとつ》仁に近し」と『論語』にあります。若いころの「才気煥発」そのままであったなら、参謀にはなれたでしょうが、日本の興廃を賭けた日本海海戦において人望を得て、茫洋とした風貌で指揮を執る、あの重厚沈着にして偉大な人間力は築き得なかったと思います。

九世紀のころの法令の解説書である『令義解《りょうのぎげ》』に、「遊離の運魂を身体の中府に鎮む」

と、古神道の鎮魂法について記されています。「身体の中府」とは腹のことです。あちこちに遊離する意馬心猿の如き運魂、すなわち心を、腹に鎮めることの大切さがここにも説かれています。

この場合の腹とは下腹部のことであり、武道などでは丹田といわれているところです。とくに腹を精神的な意味を含めて言うとき丹田といいます。この下腹部すなわち丹田は、日本では魂の宿るところと考えられてきました。丹田は全身を統一して姿勢を調え、動きを組織的にスムーズにします。そして丹田は呼吸を完全なものに調えるところでもあります。そして心を安定させるところでもあります。さらに身体と呼吸と心を一つに統合するのも丹田のはたらきです。

この、腹を大切にする日本の精神文化こそ、海外に広めて人類のために寄与したいものです。オリンピックで好成績を収める、ノーベル賞受賞者を多く輩出する、そういうことも日本の誇りであることはもちろんです。さらに腹を大切にするという、日本の大地から生えでてきた精神文化を伝えることができたら、人類の平和のために大きく貢献することができるのではないでしょうか。

腹をつくることは根を養うこと

腹は植物の根に当たる部分です。根がしっかりしていれば樹木は自然に育っていきます。中国の古典『孟子』に、「苗を助け長ず」という話があります。稲を早く成長させようと引っ張って枯らしてしまったという話です。いくら引っ張っても、稲を生育を早めることはできません。根を養うことが肝要です。そして腹をつくることは、根を養うことにたとえられます。

たとえ葉が落ち枝が枯れてしまったようでも、根がしっかりしていれば、その木は生きています。

大地の詩人坂村真民翁（一九〇九〈明治四二〉年～二〇〇六〈平成一八〉年）の次の詩は、大地と根っこの生命力に満ちあふれています。

念根

念は根である
祈りの根がしっかりと
大地に深く広がり
力を持っておれば
花はおのずと
大きく開き
念は必ず成就する
これは天地宇宙の
原理であり
摂理である
お互い
念の根を
しっかりしたものにしてゆこう

このような念の根を養うことも、腹をつくることから始まります。

腹は大地

地球上に存在するものすべては、重力の作用を受け、大地に支えられています。この大地の支えほど、私たちを安心させてくれるものはありません。

遊園地のジェットコースターに乗ると、老若男女を問わず、「キャー」とか「ドヒャー」とか叫んでいます。急降下によって無重力状態になり、下からの支えを失ったための恐怖の叫びです。乗っている人はジェットコースターの安全を信頼しているから、怖がりながらも楽しんでいられます。しかし、下支えしてくれる信頼感がなくなったら、恐怖のどん底に陥って、パニックになるか、失神してしまうでしょう。

私たちが無重力の状態に置かれたとき、恐怖感にとらわれるのは、大地とのつながりの感覚が失われるからです。いつも下から支えてくれていたものが、突然失われることによってパニックを引き起こすのです。

バイオエナジェティックスというセラピーを創始したアレクサンダー・ローエン（一九一〇年〜二〇〇八年）は、大地とのつながりの感覚について、その著『からだのスピリチュアリティ』のなかで次のように述べています。

「……地球上の生き物として、我々も脚、足をとおして大地とつながりをもっている。このつながりが活力にあふれている場合には、その人物はグラウンディングができている(grounded）と言う」

地球上で生きるものにとって、大地とのつながりの感覚は、そのまま生きていることの実感となるのではないでしょうか。他の動物はどう考えているかわかりませんが、少なくとも人間にとっては、大地感覚は非常に重要な意味をもっています。わけても日本人は、大地への愛着心は特別なものがあります。大地には祖先の霊が存在していて、常に自分たちを守ってくれているという考えをどこかでもっているようです。科学的合理主義に立っているようでも、そうした考えは、我々の民族的無意識の奥のどこかに残っているのではないでしょうか。

古来日本人が、腹を大切にしてきたことと、大地に崇敬といってもいいほどの愛着をもっていることは、密接な関連があるように思われます。腹は、大地の相似形を成しているからです。あとで詳しく述べることになる、調和道という丹田呼吸法を創始した藤田霊斎は、「腹は大地の徳性を発揮する」と言って、大地と腹に共通するすぐれたはたらきを挙げています。

それは、次の五つです。

①広大（腹は原、広い平原に通じます）
②能含（一切を含む力）
③能生（生命を生みだす力）
④能育（生命を育てる力）
⑤能浄（一切を清める力）

丹田呼吸法によって腹を鍛錬することは、右の五つの力を涵養《かんよう》することです。それは、大地の生命とつながることです。腹のことを肚とも書きます。「月」は「肉」のことですから、肉の土というわけで、「腹は大地」ということをうまく表しています。本書ではこれからも「腹」という字でとおしていきますが、「肚」という字も捨てがたいものがあります。

頭を使うことは、物事を分析することです。人は分析することで、多くの真理を知ることができました。しかし一方では、分析では、物事を生きたまま、丸ごととらえることができません。分析したことで生命は失われてしまいます。

いのちとか心といった、複雑系の事象全体を理解するためには、頭すなわち大脳は向いていません。ここは腹の出番です。腹には、腸が収められています。腸は内臓器官のなかで、発生的に古い臓器です。それだけにいのちと直接つながっています。腹によって大地とのつながりを得て、大安心が得られます。腹という確かな自前の大地を得て、大地喪失の不安から解放されるからです。

渋沢栄一の腹づくり

次に掲げるのは、日本資本主義の父と称された明治時代の偉大なる経済人、渋沢栄一（一八四〇〈天保一一〉年～一九三一〈昭和六〉年）の著書である『論語と算盤』（大和出版）です。そこには、腹をつくることの大切さが適切に語られています。

《勇猛心の養成法》

活力旺盛となって、心身溌剌となれば、自然に大活動を生ずる。大活動をなすについてその方法を誤れば、はなはだしい過失を生ずる人となる。そこで平生注意を払って、いかに猛進すべきかを考えておかねばならぬ。猛進する力が正義の観念を以て鼓舞されると、非常に勢いを助長するものであるが、その正義を断行する勇気はいかにして養うかといえば、平生より注意して、先ず肉体上の鍛錬をせねばならぬ。即ち武術の錬磨、下腹部の鍛錬は自然身体を健康にするとともに、著しく精神を陶冶し、心身の一致したる行動に熟し、自信を生じ、自ら勇猛心を向上せしむるものである。下腹部の鍛錬は、今日、腹式呼吸法とか、静座法とか、息心調和法とか称してさかんに流行しておるが、すべての人の常として脳へ充血し易く、自然神経過敏となって、物事に動じ易くなるものであるが、下腹部に力を籠める習慣を生ずれば、心寛く体胖かなる人となりて、沈着の風を生じ、勇気ある人となるのである。故に古来の武術家の性格が一般に沈着にして、しかも敏活であるのは、武術の試合が下腹部を鍛錬するものであるとともに、一方全力を傾倒して活動する習慣より、自在に一身を動かすようになったからであると思う。

渋沢栄一は、幕臣として最後の将軍徳川慶喜の側近として仕え、維新後は自分の事業をあえて財閥化せず、明治の経済界をリードしました。当時渋沢は、政界・財界を問わずもっとも腹の据わっている人物といわれました。彼は、このような腹づくりの修行をして、人間陶冶に励んだのです。

四つ目のH

スイスの高名な実践教育家、ペスタロッチー（一七四六年～一八二七年）は、Head（頭）とHand（手）とをHeart（胸）で生かす3Hの全人教育を提唱しました。すなわち、頭（知識）と手（技能）を胸（心）によって統合するということです。

この3Hは、人間を人間たらしめている大切な要素です。人間は直立したことで、重い頭を支えることができるようになり、頭脳が発達しました。もし四足だったら、六キログラムもある頭を支えることはできません。同じく直立することによって前肢が自由になり、手を使って技能を発達させることができるようになりました。知識と技能は両々あいまって発達を促し合いました。そして、それに伴って心も複雑微妙なものに洗練されてきたわけです。

しかし、日々厳しい現実に立ち向かっていると、該博な知識、高度な技能、豊かな精神をもってしても、まだ何か不十分な感がぬぐえません。現実の厳しい逆境に打ち勝ち、成果を上げていくには、3Hだけでは不十分に思えるのです。

そこで京都大学教授で教育学者であった、故・下程勇吉《したほどゆうきち》博士（一九〇四〈明治三七〉年～一九九八〈平成一〇〉年）は、3HにHara（腹）を加えて4Hの全人教育を提唱されました。Hara（腹）が加わることで、3Hが統合されて、果敢な決断と行動が実現するのです。日本人の学者ならではの考えです。

どんな仕事でも本気で打ち込もうとすれば、真剣をもって勝負するのと同じくらいの精神力が必要になります。真剣をもって相対したとき、相手がどのように変化してくるかこちらにはわかりません。その一瞬の判断で対応を決めなくてはなりません。こういうとき知識や技能では対応できません。身体そのものの知恵がはたらかなくてはなりません。その知恵は腹から起こるものです。

たとえば、会社の存続にかかわる大問題が発生したときに、まず事実を受け止めて、前向きに最善策を講じ実践していくのには腹の力が必要です。こんなとき、知識や技能だけでは、パニックに陥ってしまうものです。ここ一番の正念場において、踏ん張る力は腹によって生じるのです。

3Hを樹木とすれば、樹木が根を伸ばす大地が必要です。大地が磐石であって初めて、樹木は根を張り、枝葉を繁らせ、花を咲かせ、実を成らせます。腹は原であり大地です。腹は大地に共通した性質を有しています。

樹木は大地から養分を吸収して、生命を養います。人間は食物を腹にある小腸から養分を吸収して、それをエネルギー源として生きています。その他、大地と腹の共通性は多くあります。

大地は、生命の必要とするあらゆる元素を含んでいる、生命を生みだす、生命を育てる、浄化の力をもっている、などなどの特性をもっています。腹を大地の特性に近付けることで、人は大きな飛躍をもたらします。太っ腹の人、腹のできた人とは、大地のように広大で、包容力をもち、人を育て、組織環境を浄化する力のある人です。

また、頭脳・技能・精神だけでは処理しきれない、微妙で複雑な人間関係を調整するのは、4つ目のH、すなわち腹を具えた人なのです。（『肚　人間の重心』より）

人物の三等級

明治後期から大正にかけて、岡田式静坐法という修行法が一世を風靡しました。岡田虎二郎という人が主宰した岡田式静坐法とは、正しい姿勢で坐ることで呼吸を調え、その結果心を調えるというものでした。坐ることによる修行法には禅があり、ヨーガでも道教でも行なわれる修行法です。それらの坐による修行法を、一般社会に身を置いている人でもできるものにしたのが岡田式静坐法です。また、宗教的色彩をなくして、誰にでも取り組める修行法にしたのです。そのために、当時の求道心に篤い人々の多くが岡田の下に集って静坐に励みました。政治家、企業家、学者、学生など幅広い人たちでした。女性も多く含まれていました。

具体的に名を挙げれば、早稲田大学総長、文部大臣を務めた高田早苗、早稲田大学教授の岸本能武太《のぶた》、政治家の二荒芳徳《ふたらよしのり》公爵、社会活動家の木下尚江、田中正造、相馬黒光《そうまこっこう》、また、のちに日本航空の初代社長になる柳田誠二郎、東大の仏教学の教授になる玉城康四郎、京都大学の柳田聖山、大阪大学教授佐保田鶴治、高名な教育学者森信三など枚挙にいとまありません。

岡田虎二郎の人気はたいへんなものがあって、彼が次の会場に移動するあとから大勢の人がついて歩いたということです。いわば追っかけのはしりといったところだったようです。坐るということだけで多くの人たちを惹き付けるのは、それはなんと言っても、岡田虎二郎という人物の個人的な魅力であり、道力とでも言うべき人間力がひときわすぐれていたからなのでしょう。

さてこの岡田虎二郎は、人間を頭の人、胸の人、腹の人の三つに分けています。そのなかで一番いけないのが頭の人だと言うのです。次に悪いのが胸の人です。そして一番いいのが腹の人だと言います。岡田虎二郎の考える、頭の人、胸の人、腹の人とは、次のようなことです。

❖頭の人

頭の人とは、なんでも頭で考えて物事を解決しようとするタイプの人です。知識に振り回され、生の本質に触れることができない人です。現実よりも観念を優先します。現代は頭の人が多いようです。身体をとおした鍛え方ではなく、頭だけを使った勉強は頭の人をつくります。受験勉強はまさに頭の人の養成制度と言ってよいと思います。頭というのは、とかくいのちの根源から離れてしまいます。わかっちゃいるけどやめられない、というのは、頭にはいのちを守る力がないことを示しています。頭ではわかっていても、実践に表すことができません。

頭の人は、論理的に説明できることが真実であると考えて、それで満足してしまうところがあります。ところが実際には、説明できても現実と適合しないことは多くあります。逆に説明できなくても、厳然として現実として存在することがあるものです。現実を体験しようとしないで、頭でこねくり回して現実像をつくり上げるのが頭の人です。ですから、現実から浮き上がった人となり、第三等の人と評価されることになるのです。

頭の人は、頭でつくりだしたいのちのなかにいて、今生きているという現実を見ようとしません。いのちを体験として身体全体で見て感じようとしないから、人間としては第三等になるのです。ドイツ近代の哲学者ハイデッガー（一八八九年～一九七六年）の言葉を借りれば、計算的思惟にとらわれて、いのちの故郷との交流を失ってしまっている人が頭の人なのです。

❖胸の人

次の第二等の人としているのが胸の人です。胸の人とは努力型の人です。強情我慢の人とも言えます。もちろん努力も我慢も大切であることは言うまでもありません。実際胸の人は、努力家、不屈の人、根性の人として、世の称賛を浴びることが多いものです。しかし、胸に息を詰めるような努力や我慢は、当面は成果を上げることもありますが、長期的には無理が重なって身体を痛め心を疲れさせます。

ストレスが飽和状態に達すると、いわゆる燃え尽き症候群になってしまいます。いわゆるステレオタイプで、融通がきかなく、創造性が乏しくなりがちです。その真面目さはたたえられることがあっても、意固地さで周囲の人まで疲れさせ、困らせている人はこのタイプです。

しかし胸の人が、無理な力みから脱けでて腹の人に転ずれば、その努力によって地下に張り巡らした根は、大地のいのちを吸い込み始め、起死回生の様相を呈することになるのです。

❖腹の人

岡田虎二郎の挙げる第一等の人とは腹の人です。頭の人と胸の人のすぐれた点を腹で統合した人です。腹の人は簡単に物事を割りきろうとしません。両極端のいずれをも取り込む幅の広さがあります。「大人は矛盾を恐れず」と言うように、主義よりも事実を重んじます。とかく正義に取りつかれた人は、両端を見る視野を失って、自分の思想のみにとらわれてしまいます。本当に平和を考えるには、戦争の原理についても知る必要がありますが、平和主義者を標榜する人には、戦争という言葉を口にするのもおぞましいという人が多いものです。こういう一刻さが狭量さとなって、逆に争いが生まれます。腹の人は、いわゆる清濁併せのむ度量をもつ、幅の広さをもっています。

何でも、二元的に対立させて片方に与《くみ》するという思考構造では、自然の心を理解することはできません。自然は、一切を包含する一元的な存在だからです。対立するところに愛はありません。頭は合理的にはたらきます。それは必要なことです。しかしそれだけでは一切を包容することはできません。我慢、忍耐、努力は大切です。しかしそれだけでは、全体とのハーモニーを奏でることは不可能です。頭の人、胸の人はある面では評価できても、人間として最終的に目指すところとならない所以です。

大宇宙はいのちに満たされた虚空とすれば、あなたもその虚空を占有するいのちです。分断の機能をもつ頭や胸では、虚空と一つになることはできません。それは腹によってのみ可能なことなのです。

頭には頭の役割があることはもちろんです。交通機関、通信機関、医療、コンピューターなどを生みだしたのは頭脳であることは確かです。しかし、いのちそのものを認識することは、頭ではできません。いのちを感じるのは腹です。腹には腸があります。腸は動物の器官のなかでももっとも発生的に古いものです。それに比べると大脳は、極めて後発の器官ですから、いのちの感じ方が浅いのです。

また、腹の人は、自己責任をもつ人です。平たく言えば、人のせいにしない人です。自分が直面することは、すべて自分の責任としてがっちりと腹で受け止め、一人でも引き受ける態度の人です。

丹田が混迷の世を救う

日本の心療内科の草分けであった故・池見《いけみ》酉次郎《ゆうじろう》博士は、「肚の文化が人類を救う」という言葉を残されました。もう一人、上智大学名誉教授で、カトリックの神父でかつ臨済禅の師家でもある門脇佳吉《かどわきかきち》先生は、「この混迷の世を打破するには丹田を練るしかない。丹田で迷いを断ちきるしかない」とおっしゃっています。

池見先生は「肚」と、門脇先生は「丹田」という言葉を使っていますが、いずれも「腹」と言い換えてもほぼ差し支えないと思います。要するに「腹の文化」の大切さを説いておられるのです。

池見先生の「人類を救う肚」も、門脇先生の「混迷の世を打破する丹田」も、物事を一元的に観ることの大切さを言っておられるのだと思います。一元的に還元しないと、どこまでも対立のまま進んで、一向にらちがあきません。国家間の戦争も、仲間同士の軋轢も、統一的な見方とは逆に、善悪とか勝敗、優劣というように、物事を二元対立的に分けていく考え方から端を発しています。

たしかに科学はこの思考法を取り入れて発達してきました。私たちは今、たいへん便利な生活を享受しています。携帯電話もコンピューターも本当に便利です。飛行機も新幹線も活動範囲を広げてくれました。医学の発達は、感染症の恐怖から救ってくれました。それというのも、二元的に割りきって考える科学の進歩によって実現したものです。

人間はここまで便利なものを頭で考えだしてきたのです。偉大な業績であると思います。しかしそこに行き詰まりがあることも否めない事実です。

これほどまでに文明を進化させてきた人類も、未だ本当の平和を得ていません。それどころかますます対立は深まるばかりです。頭で考えるだけでは、人類は理想郷に到達することはできません。頭で考えだした平和の原理は、どうしても自己矛盾を起こして、かえって対立と闘争を生んでしまうのです。

そこに「肚の文化」や「丹田を練る」ことの必要性がでてきます。論理だけでなく直観も必要なのです。また西洋的学識にたいして東洋的叡智が見直されていると言ってもよいかもしれません。

腹の文化とは、身体の活動をとおして宇宙の意識を直感する感性を重んじる文化である、

と私は思います。いわば身体全体の知恵を喚起して、生命の知恵を自覚する文化でありま
す。現実にたいして全身の機き（はたらき）をもって対処し、そこから人生の本質を学ん
でいく態度です。

このような知恵が東洋に、とりわけ日本には今も残されているのです。この文化を世界
の人たちに伝えることこそ、私たちの大きな使命であると思います。

腹からでる知恵から争いは生じません。腹からでる知恵は統一の原理であり、調和の原
理であり、円環の原理です。

第三章

腹の人になるための修行

修行の三原則

これまでは修行の必要性について述べてきました。次に、実際に修行とはどんなことをするのか？　ということについて述べていくことになります。修行の具体的な方法について考えていくということです。

禅や気功などの修行法では、「調身・調息・調心」ということを言います。これはあらゆる自己啓発法に通用する、普遍性の高い分類であると思います。身と息と心の三つを調えるということですが、ここでは身を調え息を調え、その結果として心が調う、と意味としてはそうとらえたいと思います。調身と調息という身体の行ないをとおして、心を調え鍛えようというわけです。

ところで「調身・調息・調心」というと、少々いかめしい感じがすると思います。そこで、この三つの言葉を少しかみ砕いて表せば、調身とは「身体の正しい扱い方」、調息は「呼吸の正しい仕方」、調心は「正しい考え方」となります。まずはこの「調身・調息・

調心」の三つについて、それぞれ順を追って考えていくことにしたいと思います。

❖調身

調身すなわち、身体の正しい扱い方の第一歩は、身体を正しく据えることです。つまり正しい姿勢を取ることです。そして次に、止しい姿勢をもって動作をすることです。正しい姿勢の大きな効能は、重力を味方にすることができるということです。姿勢が狂っていると、身体の重さが骨格にバランスよくかからず、全身にひずみが生じてしまうことになります。重さが骨格にバランスよくかかっていると、骨格がほとんどの重さを支えますが、そうでないと筋肉は、その狂ったバランスを支えることに大きなエネルギーを費やすことになってしまいます。

こうした筋肉の無用な緊張は、疲労を生じさせそれが蓄積されていきます。また内臓の位置も、正しく収まるべき位置から逸脱し歪みを生じ、機能が十分に発揮できなくなります。血管は圧迫され、血液の循環機能が阻害され、うっ血や充血をもたらします。神経系も調和を乱し、本来のはたらきができなくなります。このように姿勢の狂いは、さまざまな方向に悪影響を広げていくことになるのです。

また、姿勢の狂いは、精神的にも大きな影響を与えます。狂った姿勢からは、さわやかな心境は生まれにくいものです。背中や胸が緊張している姿勢から、豊かな発想はなかなか生まれません。重大な場面に身を置けば、誰でも姿勢を調えます。やる気がないときは、姿勢もだらしなく崩れます。「威儀即仏法《いいぎそくぶっぽう》　作法是宗旨《さほうこれしゅうし》」とは道元禅師の教えです。威厳のある正しい動作は宇宙の真理の教えそのものであり、動作の正しいしきたりは教えの趣旨そのものであるということです。

調った姿勢とは、まず、全身の中心である下腹部（丹田）に重心が置かれていることです。次に、中心から全身に延び広がる勢いがあり、全身が協力し合って動ける統一性があることです。そのためには、上体をリラックスさせることが大切です。肩、胸、背中を固体としてではなく、流れとして感じられるとよいのです。上半身の筋肉に不要な緊張があって、自らのスムーズな動きを拘束している状態は、身体にも心にも好ましいことではありません。下腹部（丹田）の存在は、修行を考えていくうえで大きなスペースを占めることになります。

調身のもう一つの面は、身体の動作を調えるということです。しかし、姿勢が連続したものが動作ですから、よい動作であるためにはよい姿勢が基本になります。よい姿勢を調えることに徹していけば、おのずとよい動作になってきます。

身体を調えると、身体は本来備わった能力を十全にはたらかせることができます。骨格が正しい形におかれることで、筋肉は無理なく運動がなされ、神経はバランスよく機能し、内臓は正常な位置を与えられてもち分を担い、血流は滞ることなく巡り、すべてが統一された状態へと復元力が発揮されます。そして、身体が調うことで、心も調えられます。労働をしたあとの心地よい心境は、その端的な表れと言えます。

❖調息

「調息」とは正しい呼吸の仕方です。呼吸も身体の営みなのですから、「調息」も「調身」の一つと考えられます。しかし、呼吸という身体の営みは、心に及ぼす影響力が特別に大きなものがあります。また、身体の姿勢や動きにも大きく関係していて、とりわけ、身体を微妙に調えるうえで、呼吸は多大なはたらきをします。このように、修行のうえで特別大きなはたらきをする調息は、身体の営みであるけれども、調身とは独立して扱われているわけです。

もう一つ呼吸には、身体と心の両面に大きく関わるという特性があります。身体と心を統一するつなぎ役といった特性です。この身心統一のはたらきが、修行のために極めて大きな意味をもつことになるのです。

このような特性を重視して、昔から東洋において、呼吸に関して深い考察と実践が行なわれてきました。出典は不明ですが、呼吸の目的について中国の古典に次のような言葉があります。


古きを吐き新しきを吸い、以て臓を錬り、意を専らにし、精を積んで、神に通ず

初めの、「古きを吐き新しきを吸い」というのは、酸素を吸って炭酸ガスを吐く、いわゆる吸酸除炭作用のことです。生理学的には、呼吸のはたらきはこれに尽きることになります。東洋の呼吸観の特色は次からです。

「以て臓を錬り」とは、内臓を錬るということです。人間の胴体は、膜状の筋肉である横隔膜によって上下（胸腔と腹腔）に隔てられています。この横隔膜の活動によって腹腔に圧力（腹圧）が生じます。この腹圧が、腹部をマッサージする効果があります。空洞である腹腔に収められた内臓には、とかく静脈血がたまりやすいのです（うっ血）。心臓は血

液を押しだす力はあっても、引き戻す力はほとんどありませんから、どうしても静脈血が滞留しやすいのです。この腹部の内臓にたまった静脈血を押し返すポンプの作用が腹圧なのです。

このように横隔膜が十全に機能する呼吸を丹田呼吸と言います。この古典の言葉は、丹田呼吸の効用を述べているものです。「臓を錬る」効果も丹田呼吸によってもたらされるものです。

「意を専らにし」とは、精神統一ということでしょう。あらゆる行為に精神を込めるということです。言い換えれば、雑念妄想がないということです。呼吸によって精神統一が図れるということは、誰でも経験的に知っています。大事な場面での深呼吸は、誰でも本能的にやっています。

雑念妄想は、生命エネルギーをことのほか消耗させるものです。精神統一が図れれば、おのずから生命エネルギーは活発になります。それが「精を積み」ということです。生命力を盛んにするということでもあり、あるいは霊性を高めるということとも取れます。身心を荒っぽい状態から、精なる状態、微細な状態に磨き上げていくことといったらよいのでしょうか。

「神に通ず」とは、宇宙の秩序・法則が我が心として理解できるようになるということです。真理に目覚める、悟りを開くということと言ってもよいと思います。ヨーガでも仏教でも道教でも神道でも、呼吸を重視しないものはありません。それは、「神に通ず」という呼吸の特性に注目しているからです。

❖調心

「調身」と「調息」、すなわち姿勢と呼吸を調え錬り込んでいくと、身体と心の境界面が相互に融け合って一つになってきます。つまり身心一如が実現されてくるのです。そもそも、身体と心とは、分析的に思考するために便宜的に分けたものであって、本来身体と心は別のものではありません。同じものを形態の面から表すと身体であり、はたらき、あるいは作用の面から言えば心ということになるだけです。ですから一つになるといっても、本来に戻ったということなのです。本来身心は一如なのです。身心バラバラにはたらくのでは、本来の能力はまったく減殺されてしまいます。

心を調えて鍛えることが修行の目的ということでした。「調身・調息・調心」と同一線上に並べていますが、「調心」は目的なのです。人生を深く考察し、我が人生を意義あるものにするためには、心の究明をおろそかにすることはできません。

修行の中心になるのは呼吸（調息）

鎌倉円覚寺の元管長の古川堯道《ぎょうどう》老師（一八七二〈明治五〉年～一九六一〈昭和三六〉年）は、弟子の辻雙明《つじそうめい》老師に、ポツリと「結局は呼吸だ」と言われたということです（辻雙明著『呼吸のくふう』春秋社）。堯道老師は禅僧ですから、坐禅に必要なのは、結局呼吸であると言われたのです。

身体をもって身体を鍛えると、身体の微細な面を取り逃がしてしまいがちです。スポーツなどで、一流選手と一般の人との違いの一つに、パワーの差が考えられます。もう一つ、五感ではとらえられない微細な面の差があるように思われます。

たとえば大リーガーで活躍するイチロー選手。イチロー選手よりパワーがありスピードがある選手はたくさんいます。しかし、外角低めにも、内角高めにも自在なバットコントロールで応じる微細な身体さばきができる選手はそんなにおりません。あのような身体感覚は、身体を鍛えるということでは、なかなか身に付くものではありません。それを可能にするのは、呼吸の工夫であると思います。

また呼吸というものは、身体と心との間にあり、両方に大きな影響を与えるものです。正しい呼吸を目指していると、姿勢も動作も自然に調ってきます。同時に心も調ってきます。ですから、修行を目指すときもっとも中心に据えて考えなければならないのは、呼吸の仕方を工夫することなのです。

次に、呼吸の仕方を中心にして修行をした、インド、中国、日本の代表的な人物を挙げてみることにしたいと思います。

釈尊の意識呼吸

シャカ族の王子の地位を捨てて出家をした釈尊＝ゴータマ・ブッダ（紀元前五六〇年頃〜四八〇年頃）は、アーラーラ・カーラーマやウッダカ・ラーマプッタなどからヨーガの極意を教わります。しかし、本当に心の底から疑問を解くことができませんでした。そこで釈尊は、すさまじい苦行に打ち込みます。断食・断息・皮膚を火に焼く・ひげを抜くといった苦行を六年間続け、骨と皮だけにまでやつれても、なお満足した境地に至れませんでした。

修行とは、だらしない生活では無論だめですが、苦行でもありません。苦行の限りを尽くした結果、偏らない調和の取れた修行によって解脱は得られるものと悟った釈尊は、村の娘の食物の供養を受けて、尼連禅河のほとりの木の下で瞑想をし、遂に深い悟りを得ることができました。

そのとき釈尊が実践した瞑想の基礎になったのが調息法です。そういうわけで、釈尊の調息法に関する語録は経典に多く残されています。そのなかで『大安般守意経《だいあんぱんしゅいきょう》』は、調息法について詳しく述べられている経典です。そこに説かれていることは一言でいえば「意識して呼吸をする」ということです。

普段私たちがしている呼吸は、無意識で行なっています。つまり自律神経の支配下にあります。循環器にしても消化器にしても、内臓はみな、自律神経によってコントロールされています。そのおかげで、何かに夢中になっていても寝ていても、内臓は生命維持のためにはたらき続けています。呼吸も、うっかりし忘れるということがありません。しかし、呼吸は他の内臓機能と違って、意識的にも行なうことができます。ですから、調息法あるいは呼吸法というものが成立するわけです。

意識的な呼吸、それは呼吸に心を込めることです。『大安般守意経』には、そのことを「吐く息は吐く息とよく知りよく覚り、吸う息は吸う息とよく知りよく覚る」と言っています。実際にやってみると、これがけっこう難しいものです。呼吸から心が離れていってしまうのです。仏道修行の要訣を尋ねたら、釈尊もきっと、「結局は呼吸だ」と言われるのではないかと思います。

天台大師が説いた理想の「息」

六世紀の中国に、天台大師智顗《ちぎ》（五三八年〜五九七年）というすぐれた仏教僧がおりました。法然、親鸞、日蓮、道元といった鎌倉仏教の祖師たちも、元をたどればこの智顗の教えに源流を発しています。この天台大師智顗の講義を、浄弁という弟子がノートしたものが、『天台小止観』として遺されています。この『天台小止観』は、一般の人を意識して書かれたものらしく、比較的わかりやすい本です。

浄弁という人は、天台大師の教えのすべてを筆記した『天台小止観』を書き上げると、我が事終れりと、火のなかに身を投じてしまいます。それほどに天台大師を尊崇してやまなかった浄弁が、あふれる願心のもと、精魂を込めて記録した実践ノートだけに、修行に向けての意欲を湧き起こさせる力がこもっています。

『天台小止観』のなかに「五事調和」ということが書かれています。修行には、飲食を調え、睡眠を調え、身を調え、気息を調え、心を調える必要があるということです。睡眠や食事という基本的欲求をほしいままにせず調えたうえで、調身・調息・調心を実践することを説いています。このなかでも調息については詳しく説かれていて、息には、風、喘《せん》、気、息の四つの姿があり、息が理想的な呼吸であるとしています。つまり、「息の相とは、声あらず結せず麁《そ》ならず、出入綿々として存するがごとく亡きがごとく、身を資《たす》けて安穏に、情に悦予《えつよ》を抱く。これを息の相となす」と天台大師は言っています。

すなわち、静かで、とぎれず、粗っぽくなくて、吐く息吸う息がなめらかで、息をしているのかいないのかわからないような状態で、身体は安らかで心は喜びを感じる、というのが息の姿である、ということです。

そして、呼吸の姿を息にするには「三法に依るべし」と天台大師智顗は言います。それは、

下に著《つ》けて心を安んぜよ（下腹部丹田に心を置くこと）

身体を寛放《かんぽう》せよ（リッラクスすること）

気が毛孔にあまねく出入し、通洞《つうどう》して障礙《しょうげ》するところなしと思え（気が毛穴から出入りして、滞ることなく通り抜けているイメージをもて）

ということです。

この天台大師の呼吸観は、誰でもが目指すべき普遍的なものです。

日本丹田呼吸法の祖・白隠禅師

白隠禅師（一六八五〈貞享二〉年～一七六八〈明和五〉年）は、日本に現在まで伝わる臨済禅の中興の祖で、五百年に一人といわれる名僧中の名僧です。そして、丹田呼吸法を伝えた大家でもあり、伝統的な健康法の多くは、白隠禅師の考え方に今も多く影響されて

います。

白隠は、二十六歳のとき、長年の激しい修行がたたって病気になってしまいます。極度のノイローゼと肺結核であったようです。その症状を白隠が自ら次のように語っています。「頭はのぼせて熱くなり、肺が痛み、両脚は氷に浸けたように冷えて、両耳は谷川の響きのような耳鳴りがし、肝臓や胆のうが弱り、立ち居振る舞いがおびえたようで、精神は疲れ、寝ても覚めても幻覚にさいなまれ、脇の下にはたえず汗をかき、両眼は常に涙ぐんでいるような状態であった」と、惨憺たる状況でした。

そこで噂に聞く白幽《はくゆう》仙人を山城国の白河山中（現在の京都市左京区北白川）に訪ねました。白幽仙人は、求道心に燃える若い白隠に深い同情を示し、丁寧に病気を治す方法として「内観の法」と「軟酥《なんそ》鴨卵《おうらん》の法」を教えてくれたのです。

白隠は早速、教えてもらった方法を実修しました。そうすると、三年も経たぬうちに自然に快方に向かっただけではなく、これまでまったく手も足もでなかった禅の公案がスラスラと透《とお》って、悟ることができたということです。

後年この方法を、白隠は弟子に伝えるために『夜《や》船閑話《せんかんな》』という本を書きます。そして、それによって弟子たちも、病気から立ち直り悟りを開くものが多くでたのです。この『夜船閑話』は、超ロングセラーとなり、現在でも健康法の原典として広く読み継がれているのです。また、丹田呼吸法のテキストとして、今でも通用するだけの価値をもった名著と言うことができます。

さて、釈尊、天台大師、白隠禅師と、呼吸法を伝えてきた系譜について述べてきました。これらの系統と、ヨーガや道教や神道や武道などの呼吸法を研究実践し、集大成した人物として藤田霊斎がいます。次では、調和道の創始者である藤田霊斎という人物について、簡単にその足跡を追ってみたいと思います。創始者の足跡をたどることによって、調和道丹田呼吸法の魅力が読者に伝わると考えるからです。

藤田霊斎小伝

・十二歳で得度

調和道の道祖と呼ばれる藤田霊斎は、明治元（一九六八）年に、新潟県古志郡（現在の長岡市）に生まれました。明治元年生まれということは、明治の年数と数えの年齢が一致

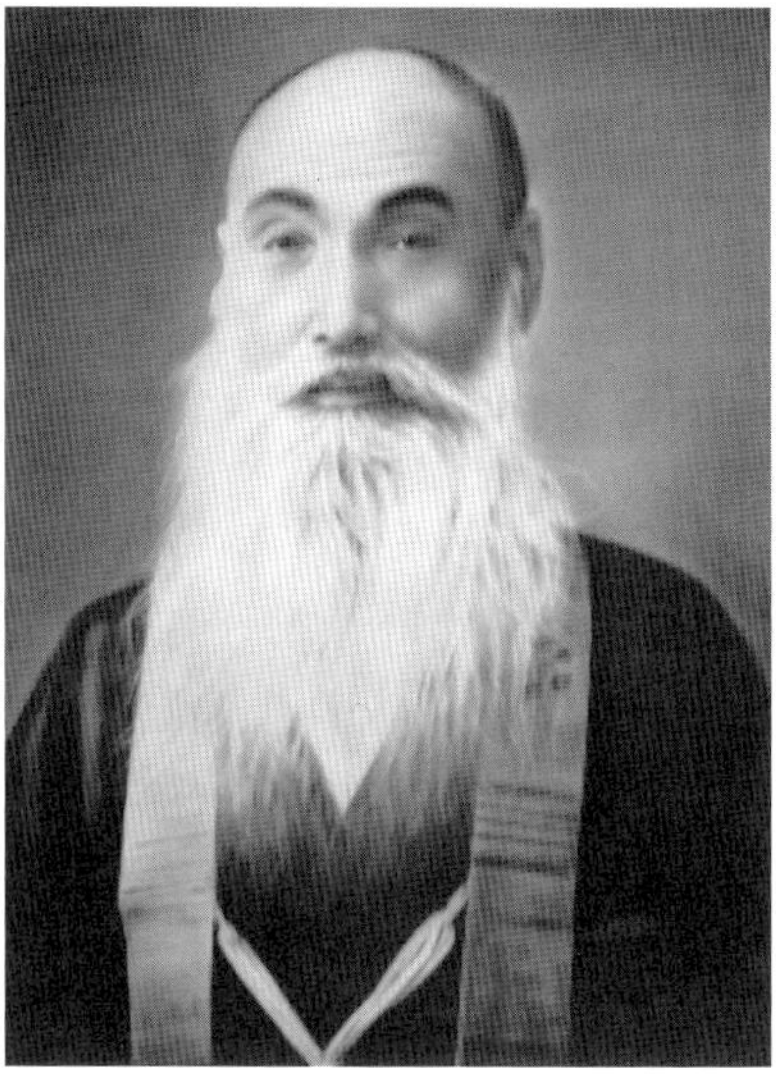

道祖 藤田霊斎師（写真提供 調和道協会）

するので便利です。

霊斎（本名が不明なので、後年の号であるこの名で呼ぶことにします）は、明治十二年、新潟県魚沼郡にある真言宗智山派の不動寺（新潟県小千谷《おぢや》市に現存）で得度して、真言宗智山派の僧侶となりました。不動寺の住職祐方の祐の字をもらって祐慶と名のりました。霊斎が十二歳のときのことでした。霊斎というのは、自ら創始した調和道の指導者として後年になって名のった号です。本名が不明であることもあり、本書ではこの霊斎という名前を使わせていただきます。

それから十八歳になると、同じ新潟県出身の船岡芳勝（天保十一〈一八四〇〉年〜明治二十九〈一八九六〉年）という師匠に付くことになりました。この師匠は、倶舎論《くしゃろん》、唯識《ゆいしき》論《ろん》の研究では追随を許さないほどの仏教学の泰斗でもあり、東京音羽にあった仏教大学の学長や、真言宗智山派の第四十五世管長にまでなった人です。真言宗智山派の総本山は京都東山の智積院《ちしやくいん》ですが、大本山としては、成田山で有名な新勝寺、川崎大師で知られる平間寺、ハイキングの名所高尾山の薬王院があります。

こうして、学者としてもすぐれ、宗派内でも位を極めることになる人物の側近になったことで、霊斎は宗門のことや仏教一般のことはもちろん、広く識見を身に付けることになりました。また、二十七、八歳にして、智山派のなかでも高い地位を占めるようになったのです。まことに師の恩恵は限りないものがありました。しかし、よいことばかりではありませんでした。藤田霊斎自身、次のように述懐しています。

私は朝夕老学匠に随伴して仏典の研修につとめることとなり、私の多年の宿望が達せられたのであります。これは私にとってももっとも幸福であり、また登竜門でもあったのですが、他方、また私の堕落の淵への第一歩ともなったのであります。

というのは、この老学匠はなみなみならぬ愛酒家で、机の傍には酒徳利をおき、一杯やりながら書見するという風でした。また人にも酒をすすめ、酒を飲めぬような奴は学者にも偉い人にもなれない。もし偉くなろうとするならば酒を飲め、どしどし飲めといった主張の方でした。私たちが師の前にでるときっと「マアー杯やれ、酒を飲まぬようでは大ものにはなれないぞ」とおどかされるものですから、初めはいやいやながら一杯二杯と飲まされたが、それが動機で私も遂には二十歳頃には二升位は平気でやるような豪酒家になったのであります。

（『道祖　藤田霊斎伝』より）

この大酒によって、もともと丈夫でなかった霊斎の身体は、慢性胃腸病や脳神経衰弱症（ノイローゼ）や高血圧となり、半身不随にまでなったということです。また、若くして地位を得た慢心から、信仰も修行も忘れ、俗物に堕落したと自ら述べています。さらに自己主張を推し進めてきたことで、周囲の反感も受けたようです。「得意満面、意気揚々たる、その稚気さ加減ったら、イヤハヤお話にもならなかったのでありますす」と正直に語っています。多くの人の信任を得るようになって、このように率直に自己を省みる人は、なかなかいないのではないでしょうか。

・白隠の『夜船閑話』を懐に失踪

こうして身心ともにボロボロになった霊斎は、心機一転を図って放浪の旅にでます。明治二十九年、二十九歳のときでした。そのとき、ただ一冊の本だけを携えていたということです。その本は、白隠禅師の著した『夜船閑話』でした。白隠は、「五百年間不出の高僧」といわれた江戸時代の禅の僧侶です。日本文化は禅に大きく影響されていますが、現在は臨済宗と曹洞宗、黄檗宗が残っています。今残っている臨済宗は、すべて白隠禅師につながっています。

白隠はたくさんの著書をだしていますが、とくに『夜船閑話』は、仮名交じりで読みやすく書かれており、内容も健康法に触れていて興味深いものなので、現在に至るまで愛読されている、驚異的ロングセラーです。

『夜船閑話』は、自分自身の体験をもとに書かれた健康法の本です。若いころの白隠は、あまりに厳しい修行をしたために、重い結核やノイローゼに苦しめられます。あるとき人づてに評判を聞いて、京都の山中に住む白幽仙人のうわさを聞いてはるばる尋ねて行きます。そしてそこで、「内観の法」や「軟酥鴨卵の法」といった秘法を授けられ実践すると、身心の疾患が全快し、深い悟りを開くこともできたのです。

「内観の法」は、呼吸法と暗示による健康法であり修行法です。

その方法は、まず仰向けに横になり、次の四つの言葉を繰り返し唱えます。

我がこの気海丹田腰脚足心、総《そう》にこれ我が本来の面目、面目何の鼻孔《びくう》かある
我がこの気海丹田、総にこれ我が本分の家郷、家郷何の消息かある
我がこの気海丹田、総にこれ我が唯心の浄土、浄土何の荘厳かある
我がこの気海丹田、総にこれ我が己身《こしん》の弥陀、弥陀何の法をか説く

この言葉を繰り返してイメージしてみなさいと白隠は言います。そうすれば、気とも言うべき生命エネルギーが腰部、脚部、足の土ふまずの間に充ちてきて、おへその下の丹田がひょうたんのように充実してくる。そしてボールのように張りのある弾力性に富んだ状態になる。これで病気が治らなかったら、私の頭をきり取ってもって行け、と白隠は自信満々言いきっています。

白隠禅師は、自身の肺の病気やノイローゼの原因を「心火逆上」ということに置いています。心火逆上とは、気が上がりのぼせた状態です。常に「ああでもない」「こうでもない」といった妄想が頭のなかで堂々巡りをしていることであり、息を詰めて胸郭内に圧力をためていることです。

心火は気とほぼ同じ意味です。やかんの水を沸かすとき、火はやかんの下になくてはなりません。それが逆に上がっているところから、異状が発生するのです。気も同じことで、頭や胸にあってはいけません。腹、即ち丹田に下がっていなければだめなのです。そこで、気海（へその下七センチくらいのところ）や丹田（へその下十センチくらいのところ）を意識します。気海丹田こそ本当の自分であり、いのちの故郷であり、理想の場所であり、完全な自分が住むところであると意識しなさいと言うのです。そうすると気が腹に下がって、心火逆上が正常に復するのです。

事実、白隠禅師のこの教えによって、貧しく過酷な状況で修行を積み、身心を病んでいた弟子の多くが癒やされ、禅の修行にも大きな成果を上げることになるのです。白隠禅師は、白幽という仙人から伝えられた秘法であるとしていますが、釈尊の実践した呼吸法を記した『大安般守意経』や、天台智顗の『天台摩訶止観』『天台小止観』、あるいは神道の修行法など広く研究して『夜船閑話』をまとめています。いわば、東洋に伝わる修行法、健康法を集約したものということができます。

・「内観の法」実践と努責問題

さて、失踪するかのように人前から姿を消した藤田霊斎は、十年間音信不通となります。このころのことは今に至るまで謎に包まれたままですが、『夜船閑話』を徹底的に読み込んで、そこに書いてあることを忠実に実践していたことは間違いありません。内容を本当に理解し、その結果に納得がいくまでに十年かかったのでしょう。それは、のちになって、「内観の法を実修したおかげで自己反省ができて、地獄界から救われた」と述懐していることからもわかります。

しかし十年の間には、重大な失敗を経験したことが予想されます。書物だけが頼りですから、失敗は当然起こり得ることです。そしてその失敗は「息を詰める」ことにあったのではないかと思います。なぜそう言えるかというと、藤田霊斎の書いたどの本にも、息を詰めることの恐ろしさが強調され、息を詰めないようにという警告を、何度も何度も発しているからです。

生理学のうえでも、努責といって息を詰めることはたいへん危険なこととされています。たとえば目の手術をしたあと、息まないことを重々注意されるそうです。ゴルフ中に心筋梗塞で倒れたり、排便中に脳卒中になる人が多いのは、息むことが引き金になっているのです。

また、当時の軍事教練や学校体育で、緊張を強いるあまり努責の危険を顧みない風潮を憂慮して、時の文部大臣に直訴に及んだりするなど、ともかく息むことへの用心ぶりはたいへんなものがあります。これは、自分自身の失敗の轍《てつ》を踏ませまいとする、藤田霊斎の老婆心のほとばしりであったに違いありません。

努責のワナには、真剣に修行しようとする人ほど陥るものです。釈尊も呼吸を止めるという行を自らに課して、頭蓋内に強烈な圧を生じ、鼓膜を破って噴きだしたという壮絶な体験をしています。白隠禅師の「心火逆上」も、努責がもたらしたものです。藤田霊斎の失踪中の十年間の多くは、努責の問題の解決のために、多くを費やしたと考えてよいと思います。

・息心調和法を世に問う

こうしてかくれた十年の猛修行をおえて、明治三十九年に忽然と姿を表した霊斎は、東京の早稲田に「精神学会」という看板を掲げ、翌年に千葉で仮道場を開きました。そして実修体系を整理して、『心身強健の秘訣』と題する著述を明治四十一年に上梓します（同書はその後改訂されて、大正四年に、『息心調和法中伝』として刊行されています）。その後、高尾山に籠って厳しい修行と工夫に明け暮れ、ついに「完全息の六原則」をつくり上げるのです。

「完全息」とは、東洋に伝わる呼吸法の真髄を集大成したものです。ヨーガ、禅、道教、中国武術、神道、日本古武術、芸道など、さまざまな道で重要視されている呼吸法から、そのエキスを抽出してまとめ上げたのです。くわしいことはのちほどご説明させていただくことにいたします。

仏教学の泰斗として名高い、元東大教授故・鎌田茂雄先生は、名著『気の伝統』において、次のように藤田霊斎師の説いた息心調和法に賛辞を寄せています。

「藤田霊斎氏が説く三種の呼吸法は、東洋に伝統として受けつがれた調息法が見事に集大成されたものであることがわかる」

ここで鎌田先生が「三種の呼吸法」と言っているのは、霊斎が前述の『息心調和法中伝』のなかで、息を調える方法として、「努力呼吸」「丹田呼吸」「体呼吸」の三つに分けているのを指しています。

「努力呼吸」とは、普段無意識に行なっている呼吸を意識的に行なうことです。つまり努力が伴う呼吸です。一般に内臓の活動は、自律神経のコントロール下にあります。心臓も肝臓も腎臓も小腸も無意識に活動していて、意識的にコントロールできません。しかし、呼吸は無意識と意識の両面からコントロールできる変わりダネです。胃腸を使った消化法や腎臓を使った濾過法はありませんが、肺を使った呼吸法が存在する所以です。

さて、この「努力呼吸」すなわち意識呼吸を続けていると、下腹が充実してきます。下腹が充実すると、気力が湧いてきて元気がでてくるのです。下腹を丹田と言いますので、「丹田呼吸」になるのです。なぜそうなるのかは、のちほど述べることにします。東洋に伝わる呼吸法は、おおむね丹田呼吸ということができます。

「丹田呼吸」は、呼吸の在り方として完成されたものと言えますが、何ごともそこにとどまると、とらわれることになり、自由を失ってしまいます。「味噌の味噌臭きは上味噌にあらず」と言います。あるところに到達したら、そこから抜けだすことが必要なのです。意識を込めた呼吸は、結局身体にまかせた「体呼吸」になるというわけです。

このことは、どんなことでも同じです。たとえば、野球を始めた場合、本能的にやっていた投げる動作を、セオリーにしたがって意識的に投げることを繰り返します。それが何度も繰り返されると、条件反射となって無意識化されて、高いパフォーマンスを発揮することになるのです。

・さらなる改良と調和の哲学

こうして苦心の末に生みだした息心調和法でしたが、霊斎自身、まだまだ心から納得できるものではありませんでした。この三種の呼吸は、明治四十一年から四十二年の高尾山に籠っての修行によってさらに発展を遂げ、調和の息の真髄を感得し、あとに述べる「完全息の六原則」に発展していくのです。

その後大正六年には馬込に一年間籠っての修行を行ない、身心調和と宇宙との調和を得ます。そして、哲学的背景を含めて「調和道」と名付けたのです。ここでは簡単に藤田霊斎の調和の哲学について触れておきたいと思います。

霊斎は、「調和道とは、万物を生成し存在せしむる宇宙の大法則たる『調理統一、調節守分、和融互助、和適順応』の調和の四法則を言うのであります」と述べています。宇宙はこの四つの法則で活動しているということです。

《調和の四法則》

調理統一

宇宙一切が秩序正しく統一されて活動し、存在しているということです。私たちの身体も宇宙活動の一部分ですから、心臓や肝臓や小腸や神経系などが一糸乱れず統一的にはたらいています。この統一が乱れると病気になるわけです。

調節守分

宇宙全体は統一された一つの存在ですが、太陽系だけでも太陽があり金星があり地球があり月があり、と、さまざまな恒星、惑星、衛星が、それぞれの役割をもって存在し活動しているということです。身体でいえば、各臓器や血管や神経などが、各部分としての分を守ってはたらいています。たとえば膀胱は、排水の貯蔵係は汚くていやだから、おいしいものが入ってくる胃になろうなどとは考えず、ひたすらその本分を尽くしているのです。

和融互助

それぞれの分を守っていながら、決して個人プレーに傾いているわけではありません。

相互の活動を支え合い、互いに融合し合い、助け合っている状態を言います。食事中は、胃腸が消化活動に専念できるように、交感神経の活動は控えめになり、副交感神経のはたらきは活発になるなど、連携プレーの妙を発揮することです。

和適順応

外界の刺激に応じて、もっとも適した変化活動をすることです。私たちが学習によって知識を増やし、適度な運動によって身体が強健になるというのも、この和適順応の法則によるものです。

・宇宙本元の調和の四徳

ところで、前の項で述べた「調和の四法則」をあらしめているものは、一体なんなのでしょうか？　藤田霊斎は、「宇宙の本元」であると言っています。神とか仏とも言えるのでしょうが、普遍性を考慮してそう名付けたのでしょう。世界的遺伝子工学の権威である村上和雄博士は「サムシング・グレート」という言葉を使っておられます。これと同じような考えにもとづく用語であると思います。

そしてその「宇宙の本元」は、調和の四徳と呼ばれる四つの性質、徳性をもっています。

その宇宙本元の調和の四徳とは「大健、大剛、大明、大育」を言います。それぞれの意味は次のようになります。

《宇宙の四徳》

大健の徳性

宇宙はビッグバンによって始まったということですが、宇宙の本元となりますと、そもそもビッグバンを引き起こしたその主体ということで、それ以前からの存在として考えなくてはなりません。始まりもなく終わりもない存在、生きとおしの存在ですから、健康そのものであります。ゆえに大健の徳性であるというわけです。

大剛の徳性

永遠の過去より永遠の未来まで活動を続けていく、強い意志の徳性です。中国の古典中の古典『易経』には、「天行は健やかなり。君子以て自ら彊《つと》めて止まず」という言葉があります。「天行」すなわち宇宙本元は健やかそのものである。宇宙本元を体現すべき君子も、この強さを見習わなければならないというわけです。

大明の徳性

宇宙一切の本元であれば、唯一の一元的存在です。ここから洩れるものは何もありません。宇宙一切を照らし渡る光明そのものであります。そして一切を知るものでありますから、すべてお見通しの完全なる智恵そのものであります。

大育の徳性

大育とは、一切を生み育てることです。育てることは慈愛そのものです。一切は生み育てられています。私たちは自分の小さなはからい心で、不平不満を言うものですが、じつは大きな大明の徳性をもった宇宙本元の慈愛のなかに生かされているのです。

ところで、一切の存在は宇宙本元から派生しています。ですから、宇宙本元の調和の四徳は我々も本質として備えていると霊斎は言います。量においてはまったく違いますが、質においては変わらず、それぞれの徳性の相似形として有しているのです。それは順に「大健＝健康、大剛＝剛勇、大明＝叡知、大育＝至誠」とそれぞれ対応しています。言いかえれば、宇宙本元の調和の四徳を、この現実世界に住む私たちに投影したものが、人間の有する調和の四徳ということです。

《人間の有する調和の四徳》

健康の徳性

人間は病気をもっているのが普通である。病気で死ぬのが当たり前である。しかし、本来は健康であることが本質であり、病気になっても自分の力で治してしまう能力をもっているのだ、と霊斎は言います。

剛勇の徳性

「剛」とは忍耐する徳であり、「勇」とは常に向上を心がける徳であり、強い意志力と実行力をもっていることです。

霊斎の「剛勇の徳性」の定義は次のとおりです。

「悪をしりぞけ善に遷り、逆境を喜んで受け入れ、順境のときも誇らず、常に天職を楽しみ、限りない愉悦の境に安住する人間が本来具えた性能である」

叡知の徳性

叡知とは、単に頭脳の所産ではなく、禅でいう三昧の境地からでる直覚を言うのであると霊斎は言います。その定義は次のとおりです。

「万象の事理に通達し、芸術至奥の境域に達する一面には、自己本来の面目を知り、さらに、宇宙本元のなんたるかを覚知する人間本具の能力である」と。

結局叡知とは、腹のどん底から生まれた直覚知に他ならない、とも、霊斎は語っています。

至誠の徳性

真心というのがこの至誠に通じる言葉です。利己的な心から離れた曇りのない純粋な心です。聖書に「幼子のようにならなければ天国に入れない」という言葉がありますが、この幼子とは、至誠の象徴として使われているのだと思います。至誠の心から、自分と他者との分離感が希薄になり、一体感をもったときに、愛が生ずるのでしょう。至誠は、人間としてもつべきもっとも大切な徳性であると言えます。

読むうえで、少しわずらわしいことを記しましたが、藤田霊斎の創始した調和道が、雄大な理念にもとづいた修行体系であることをお伝えするために、その一部をご紹介した次第です。このように、自身の不健康な身心から抜けだそうとして、一時的に世を逃れてまで打ち込んだ修行から、ただの健康法ではなく、雄大な人生哲学を生みだしました。もちろん、元来、哲学館（現在の東洋大学）の講師を務めるほどの素養があったことも事実ですが、姿勢の工夫、呼吸の工夫によって宇宙の真理に近付くことができたということは、非常に興味深いことだと思います。

・森永太一郎翁との出会い

調和道を組織した藤田霊斎は、各分野のさまざまな人物と出会います。そして、それらの人の支援によって、霊斎の理想は順調に実現していきました。そのなかでも、森永製菓の創業者、森永太一郎（一八六五〈慶応元〉年～一九三七〈昭和一二〉年）との出会いは特筆すべきことです。極貧の苦労のなかから森永太一郎は、一八九九〈明治三二〉年に、日本で初めて西洋菓子をつくり始めたのを皮きりに、一大製菓会社に発展させていった立志伝中の人物です。

その独創的な事業展開は目覚ましいものがありましたが、それだけに苦闘は並々ならぬものがあったようで、ついにノイローゼに陥ってしまいました。そんなとき、調和道の丹田呼吸法を実践して窮地を脱します。以来、藤田霊斎の普及活動を影となって支えました。

当時、霊斎がハワイからアメリカにまで進出して調和道の普及活動ができたのも、森永太一郎のバックアップがあったからです。

昭和三年、ハワイに向かう霊斎の壮行会が行なわれた席で、森永は送別のスピーチをした内容が残されています。それは、貧しいなか、大志を抱いて活動する藤田霊斎と、それを陰から支える藤田夫人の心情を思って、声涙倶に下る熱のこもったものでした。

調息の修行法で救われた私

丹田呼吸法の大成者である藤田霊斎の小伝のついでに、少しだけ私の体験談を述べさせていただきます。

私は、三十七歳になるまで、喘息の持病があって苦しんできました。またそれに付随する諸々のアレルギー疾患（アレルギー性鼻炎、じんましんなど）も加わって、なかなか苦労していたのです。

なんといっても困るのは、小さいころから病弱だったことから、精神まで弱くなってしまったことでした。私にとっての集団生活は小学校入学に始まりますが、周囲の同級生たちがみな、元気いっぱいに動き回っているのに気圧されて、ただ呆然としていたものでした。以来、周囲はすべて自分を攻撃してくる存在として映るようになり、いつも被害者意識で生きるようになってしまいました。

月に一度は必ず学校を休む。運動会で走ればぶっちぎりのビリ。遠足となると喘息発作が起こり断念。休みが多いので、勉強のほうも遅れていきました。こんなわけで、どうも情けないことばかり続いていました。

こういう状況ですと、子供心にだんだん横着になっていき、自分はいつもいたわられる人、周囲はみな私をいたわる人、という自己中心の考え方になっていきます。もちろん、子供のころの病弱に負けずに、立派に成人した人は多くいます。名人横綱と呼ばれた栃錦、世界のホームラン王、王貞治選手、長野オリンピック、スピードスケート金メダリスト清水宏保選手も小児喘息だったそうです。

そうこうしながらも大学をでて、とりあえず社会人にはなりました。なったものの、そんな次第ですから、現実から逃げることばかりを考えて過ごしました。日常的なことだけで過ごしているうちは、まあまあなんとかなっていますが、少し問題が起こるとそれを乗り越えるだけの気概もなく、敵前逃亡するばかりでした。

かくしてだましだましの人生を送りつつ、三十七歳の年を迎えます。こんな私でも、不思議なことに妻と二人の息子がおりました。この年、しばらく軽症になっていた喘息でしたが、また激しい発作を起こすようになったのです。そのためともう一つ、常に問題から逃げ回ってきたことのツケとでも言いますか、長年のいい加減な人生を修復せざるを得ない羽目に陥り、失職をすることになりました。このとき私は初めて、人生を真剣に考えたように思います。このままでは、いったいなんのための人生なのだ、生きた甲斐が何もないまま終ることになってしまう。

もう責任転嫁するところがなくなり、どうしても自分の始末は自分で付けざるを得ない羽目に追い詰められました。「よし！　心機一転生まれ変わろう」と強い決意をいたしました。私としては、相当な決意でした。

私は修行をしようと思いました。私の弱いのは身体ばかりでなく、それ以上に精神が弱いのだと考えたからです。かねてから「身心一如」と聞いていましたから、人間改造をするためには、身心両面からアプローチしなければならないと思ったわけです。

これから修行をするには、何がいいだろうか？　と、いろいろと考え、そして探しました。武道——自分の体力では無理だろう。禅——本格的に修行するには僧堂に入らなければならないだろう。家庭を捨てるわけにはいかない。滝行——心臓疾患を指摘されているから難しい……。

あれやこれやと迷い決めかねていたとき、書店で『静坐のすすめ』という本に目をとめて買って帰りました。京都大学教授で心理学者の佐藤幸治先生と、大阪大学教授で佐保田ヨーガの創始者としても有名な佐保田鶴治先生の共著によるものでした。そこには、多くの伝統的な健康法や修行法が紹介されていました。それを何度もむさぼるように読みました。同書の巻末に紹介されていたいろいろな参考書も、古本屋を探し回って求めて読みました。

岡田式静坐法にも心惹かれました。「坐」ということのみをとおして、人をトータルに成長させて行く道があることに目を開かれる思いがしました。肥田式強健術の「正中心道」という名前にも魅力を感じました。それらのなかでもっとも目を見開いたのは「息心調和法」という項目でした。呼吸法を「調和道」という道にまで高めたものがあることに、深い興味をもったのです。呼吸をとおして修行するというところに、直感的な魅力を感じました。喘息という呼吸の病気に悩まされてきただけに、呼吸には人一倍関心が強かったのかもしれません。

この調和道について調べてみると、鶯谷《うぐいすだに》に道場があって誰でも習うことができるということでした。私は早速鶯谷の道場に赴いて入会しました。道場はあまり広くなく古い建物でした。私にはその質素なたたずまいが、修行の場としてふさわしく感じられ、これは本物だという信頼感をもちました。

いつもは何かを決めるにも、ろくに考えもせず安易に決めていたのですが、このときばかりは熟慮を重ねて行動しました。それだけにこの選択はすばらしいものだったと、今にして痛感しています。

まず、あれだけ苦しめられた喘息が、入会して実修を始めますと、以来発作が起こらなくなってしまいました。鼻炎もじんましんも影をひそめてしまいました。そうした劇的な変化があったので、私は意を強くして実修に励みました。朝は四時半から起きて、窓を開け放ち一時間半行ない、夜も寝る前に一時間半ほど行ないました。別にこんなにやらなくてもいいのですが、そのときはやたら張りきって行ないました。

身体の目覚ましい成果と比較して、精神面の成果が表れるのはゆっくりとしたものでした。それでも、被害者意識が強く、行動力に欠け、自己中心の性癖は次第に矯正されていきました。何よりも健康になったのがうれしくて、無縁と思っていた武道に取り組んだり、茶道や坐禅にもチャレンジしました。引っ込み思案が積極性を増し、周囲との関わりがもてるようになっていきました。

あれから二十九年。まだまだ多くの欠点や弱点は抱えていますが、寝込むこともなく、愛する家族や、信頼する友人や、導いてくれる先輩、師匠がいて、毎日感謝に満ちた生活を送っています。

第四章

丹田呼吸法の実際

丹田呼吸法の要諦

さあ、それでは実際に丹田呼吸法をやってみることにしましょう。

呼吸を正しく行なうには、姿勢が大切です。姿勢がくずれていると呼吸は正しくできません。まず正しい姿勢を取ることから始めましょう。

正しい姿勢は、「上虚下実」が基本になります。上半身の力を抜いて、下半身をどっしりと構えることです。これはどんなことにも共通する姿勢です。野球のピッチャーが投げ、バッターが打つのも、サッカーのフォワードがシュートし、キーパーが守るのも、相撲で押すのも投げるのも、踊るのも歌うのも、ピアノやヴァイオリンの演奏も、歩くのも立つのも坐るのも、この姿勢が大切になります。

調和道の創始者である藤田霊斎師は、上虚下実の総合的効果として、次のように述べています（『身心改造の要諦』）。

《体質において》

◇横隔膜はシッカリして、呼気と吸気のために上昇下降するそのはたらきが完全となりますので、呼吸すなわち息の作用が十分効果的になります。

◇横隔膜の緊縮は、心臓を安定させるので、みだりに心臓が鼓動したり、動悸が高まるようなことがなくなります。

◇上腹はへこんで柔らかに、下腹はふくよかになり、あたかもひょうたんのようになっているので、これを「瓢腹《ひさごばら》」と申します。

《性質において》

◇上硬下結（上虚下実の反対）の人が悩むような、イライラした気分や、癇癪、短気、憂鬱、悲観、煩悶などの悪いクセがなく、いつも落ち着いた、のびのびした気持ちであり、なんとなく快感が湧き、そして真の健康観に充たされております。したがってこの種の人は、夜分床についたら、五分間も経たぬうちに熟睡でき、悪夢に襲われることはめったにありません。

ここで述べられている上虚下実とは、腹部の上虚下実です。腹部とは、胴体のみぞおちから下の部分です。みぞおちからおへそまでの上腹部を虚にし、それ以下の下腹部を実にするということです。腹部が上虚下実になると、上半身全体が虚になり、下半身全体が実になるのです。

こうした上虚下実の姿勢をつくるには、呼吸法からアプローチするほうがうまくいきます。身体の運動をとおしてでは、上虚下実という姿勢をつくり上げるのは難しいのです。身体の微細な動きをコントロールするには呼吸のほうが適しているのです。そして、上虚下実の姿勢は、よい呼吸を生みだす力になります。すなわち両々あいまってよりよいものを生みだしていくのです。

「上虚下実」をつくるには、まず「上虚」をつくることから始めます。なぜかと言うと、「下実」から始めると、息んでしまって失敗することが多いからです。「息む」ということは非常に危険なことです。頭のなかに圧力を生じて、大脳の正常なはたらきを阻害します。また胸郭内にも圧力が生じて、心臓や肺の機能に悪影響を与えます。場合によっては、脳内出血や心筋梗塞の引き金にもなります。

自身「息むこと」「努責作用」によって大失敗をした藤田霊斎師は、「上虚」をつくりだす呼吸法を開発しました。それを「波浪息《はろうそく》」と言います。「波浪息」によって、上虚ができてきますと、自然に丹田にも充実が得られて、自然に、そして安全に丹田呼吸が完成します。上虚とは上半身の余分な力が抜けていることですが、そのポイントは上腹部にあります。上腹部とはおおむね、みぞおちからおへその間です。この部分が固いと、上半身全体の力が抜けないのです。

波浪息には小波浪息と中波浪息、それに大波浪息があります。そのなかでもっとも基本的なものが小波浪息です。これは非常に簡単な呼吸法ですが、上腹部の力を抜き、上虚をつくるためにとてもすぐれた方法です。

それでは小波浪息を実修してみたいと思いますが、その前の準備の呼吸法である緩息《かんそく》の説明から始めます。

❶ 緩息

「緩息」は呼吸法をリラックスして行なうための準備呼吸です。これは全身の力を抜いてのびのびとさせるためのもので、軽い深呼吸といったものです。まず上体を上方に伸ばすようにして息を吸います。頭のてっぺんを天からつるされるように、提灯を上の方に伸ばすような感じです（写真1）。次に提灯を下方にちぢめるようにして息を吐きます（写真2）。これを三回行ないますが、三回目の呼気は少し長めにして、みぞおちをゆるめ、やや前傾した姿勢で次に行なう呼吸法に備えるのです（写真3）。

非常にやさしい呼吸法ですが、試験の前や試合の前、商談やプレゼンテーションの前など、緊張に堪えられないとき、いざというときのために、この緩息に習熟しておくとたいへん役に立ちます。

藤田霊斎は、息むことと、上腹部がかたく出っ張った（硬凸）状態になることを、ことあるごとにきつく戒めています。当時、軍事教練やスポーツの練習において、息むことの弊害を無視していることを見過ごすにしのびず、当時の文部省に直言したことが彼の著書に記されています。

1.　緩息

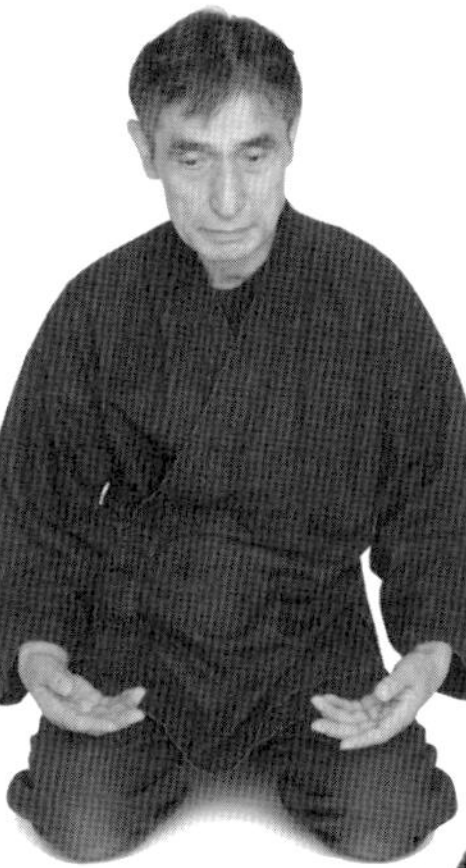

3　三回目の呼気

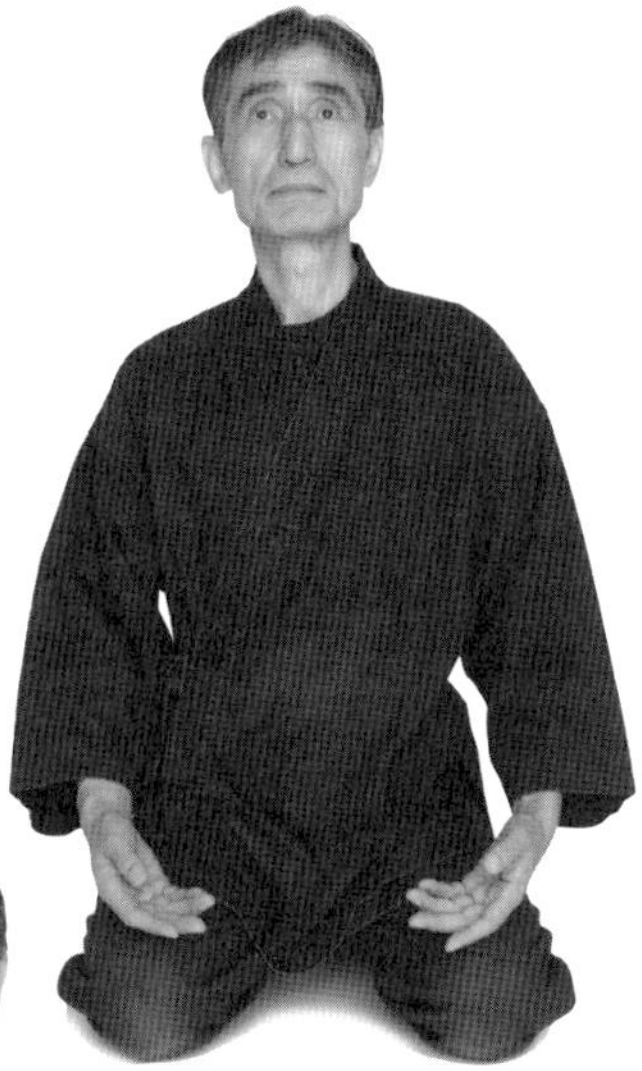

1　吸気

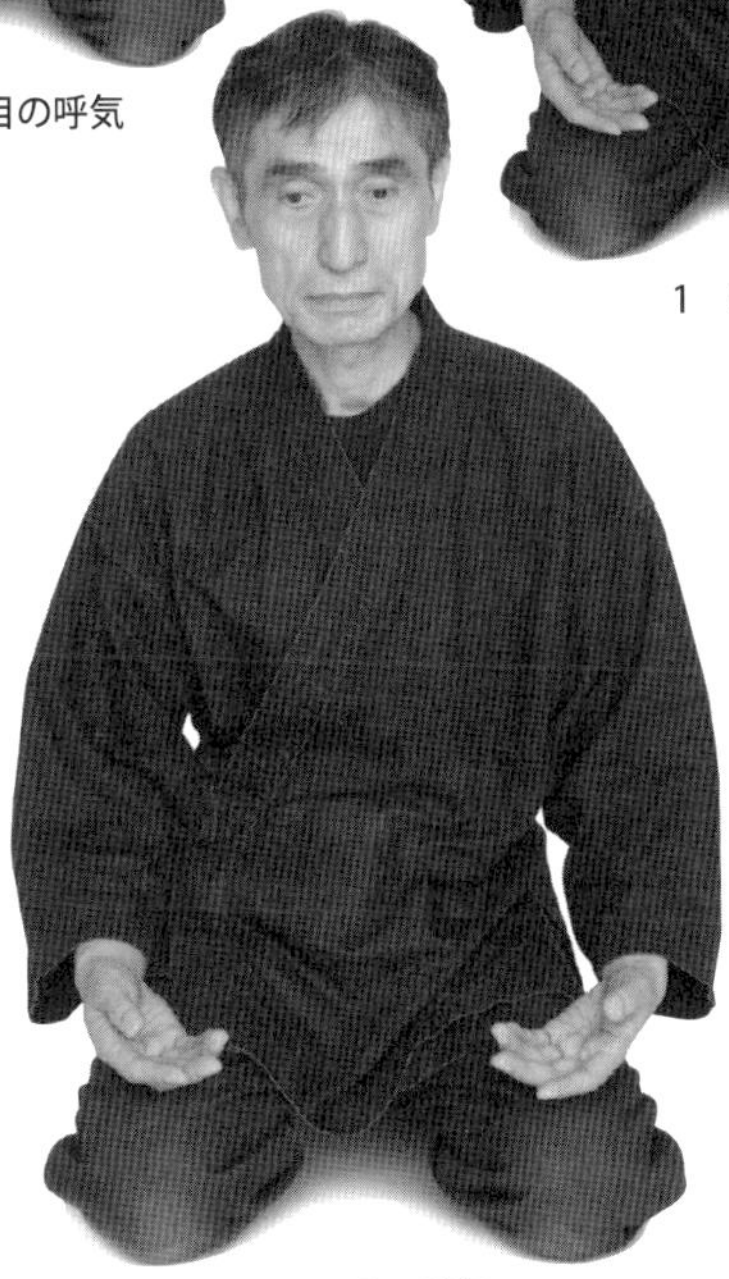

2　呼気

❷ 小波浪息

【効果】

固くなっている上腹部がゆるんできます。それだけで、全身の血流が促進され、自律神経が活性化し、精神的にも落ち着きがでてさわやかな気分になります。上腹部が固く出っ張った状態は、身心に思いのほか悪い影響を与えます。「こんな簡単なことで?」と、不思議に思うほど効果があります。

【身体の構え】

立った姿勢でもかまいませんが、坐ったほうが落ち着いてできると思います。日本式の正坐(写真4)、あるいは坐禅のように結跏趺坐《けっかふざ》(写真5)や半跏趺坐《はんか》(写真6)などは、呼吸法に適した坐り方です。足を折って坐るのが苦手な人は、椅子に坐ってもかまいません(写真7)。いずれにしても腰が後ろに引けた、腰砕けの姿勢ではいけません。いわゆ

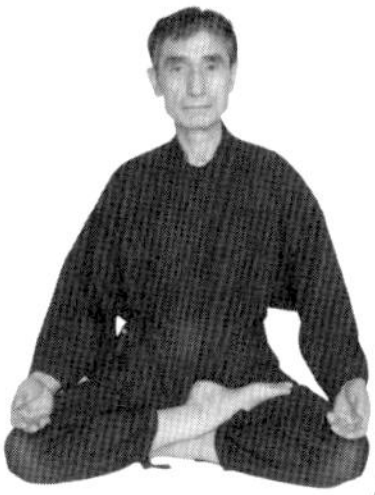
6　半跏趺坐

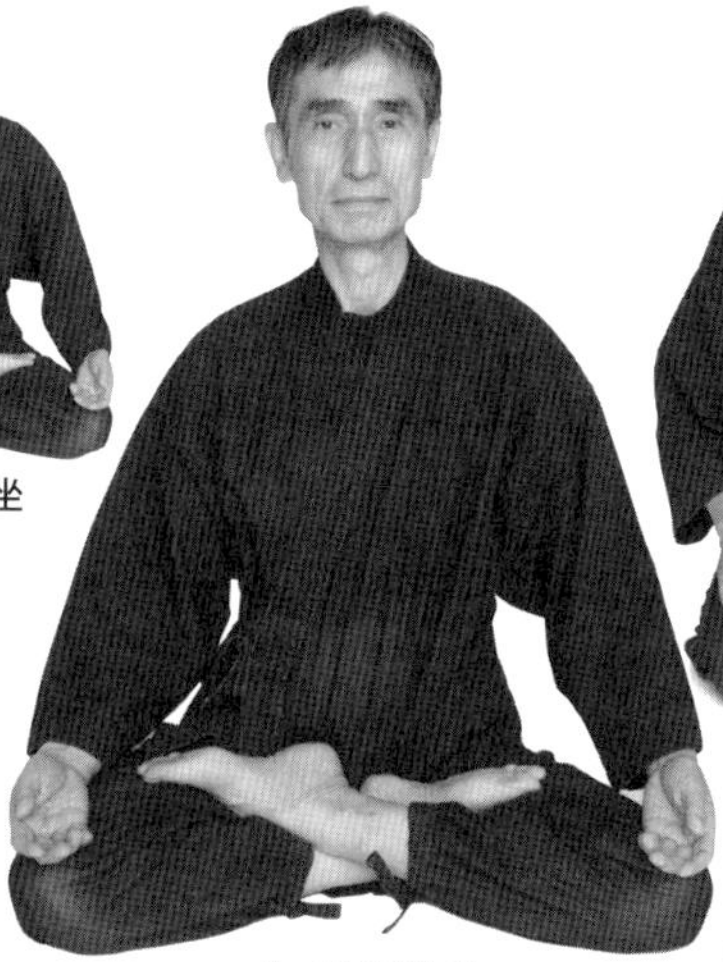
5　結跏趺坐

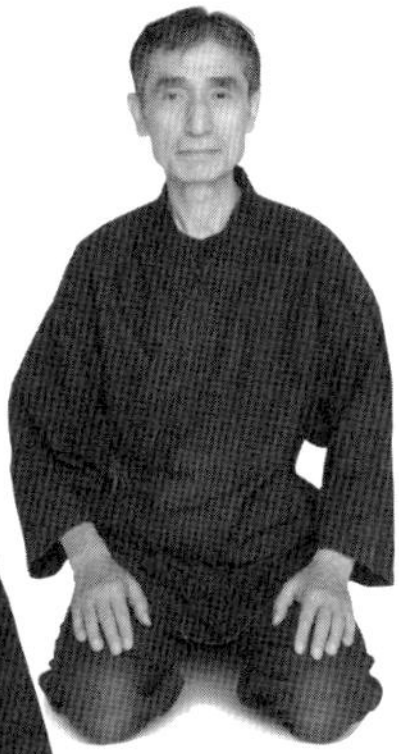
4　正坐

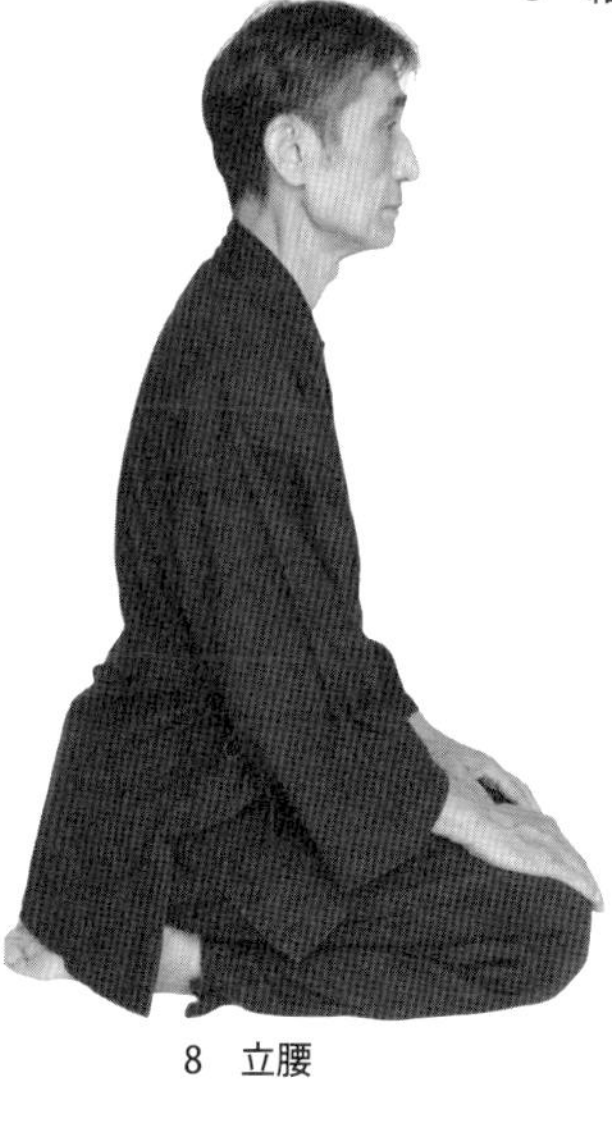
8　立腰

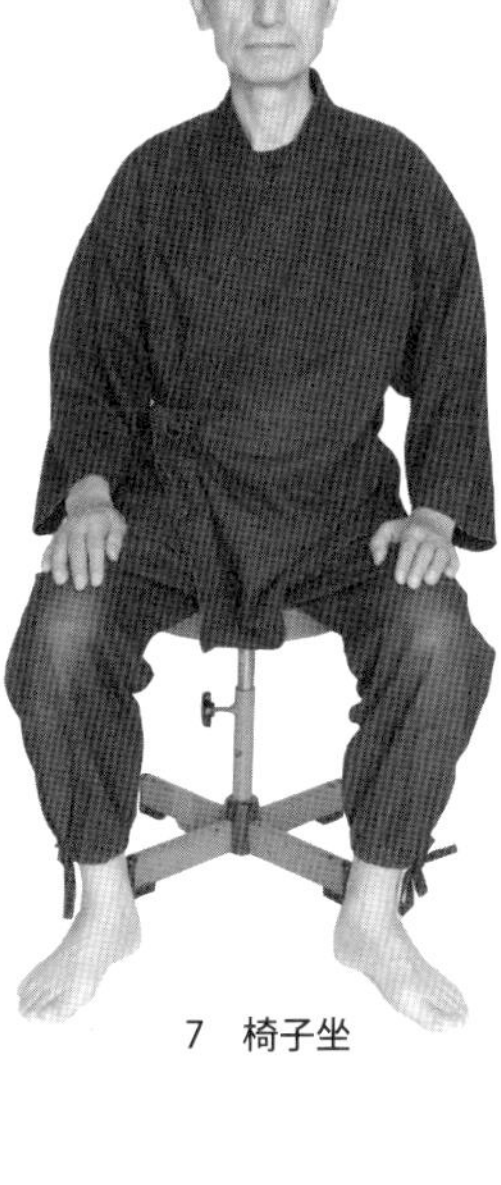
7　椅子坐

る立腰、腰を立てることが大事です（写真８）。そしてなるべく肩に力が入らないようにしましょう。

次に、緩息して上腹部をゆるめ、上体をやや前傾（二十度くらい）させておきます。肩や胸のあたりが楽にゆるむようにします。太極拳や気功などで、「含胸抜背《がんきょうばつぱい》」という言葉を使いますが、それと同じ状態です。大きなボールを胸に抱え込み、肩甲骨が開いて背中の力を抜いた状態です。

このときおへその二センチくらい上のところに、一本の線ができるようにしたいのです（一三一頁の図参照）。この線を屈折線として前傾するのです。この屈折線は、ミラクルラインとでも言いたいくらい、なかなか重要な線なのです。仏像には、上腹部がゆるんでいることを表現した線があります。

【手の構え】

右手の指をそろえて上腹部に当てます。小指と薬指の先端がおへその上、二センチくらいのところ（屈折線）に当たるようにします。左手の手のひらを下腹部、すなわち丹田に軽く当てておきます（写真９）。

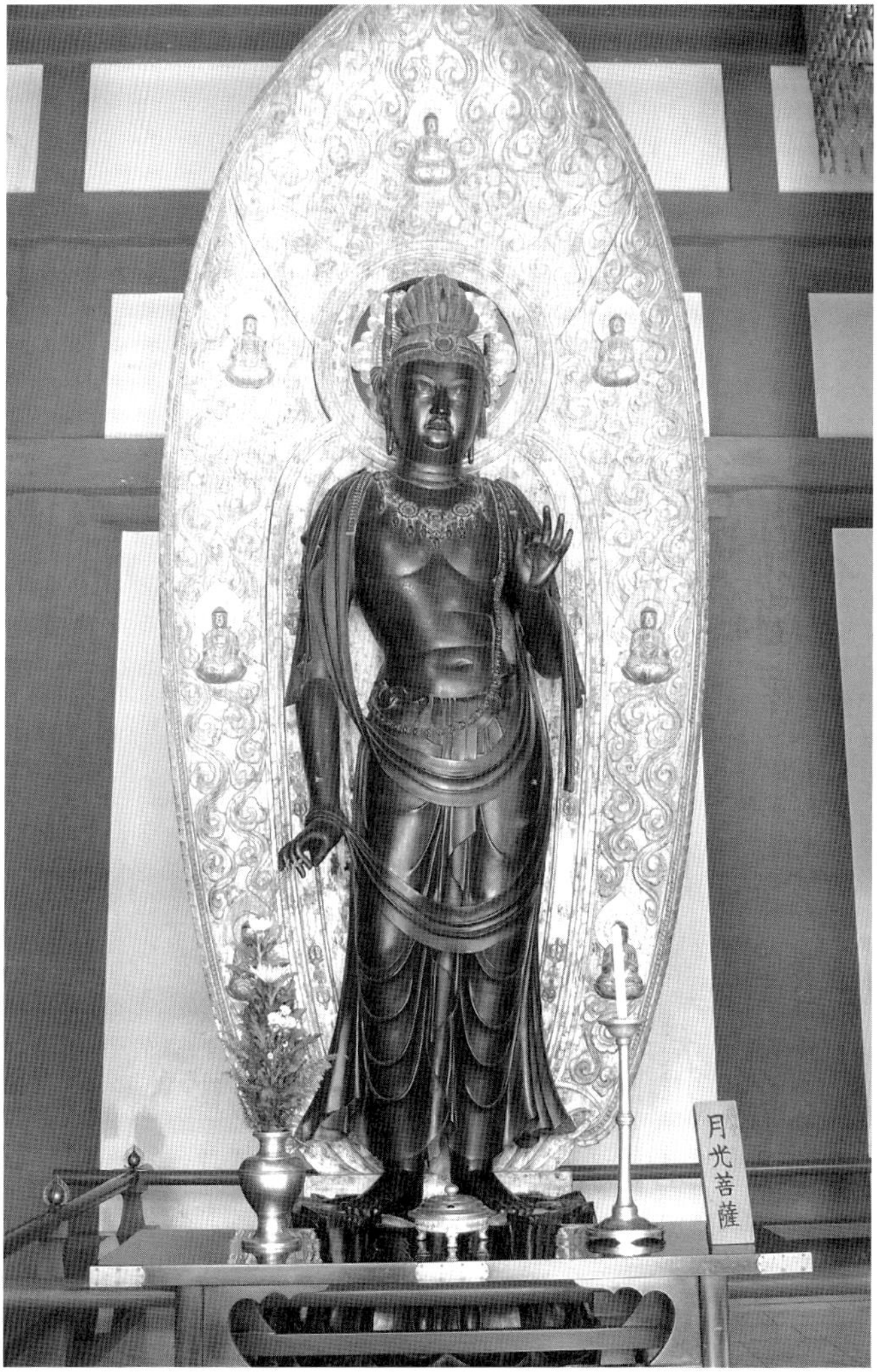

月光菩薩像（写真提供 薬師寺）

【吸気】

緩息で上体をゆるめた状態から、胸を張りながら息を吸います。ちぢんでいた上腹部も伸びます。時間は三秒くらいです（写真10）。

【呼気】

上腹部の、薬指もしくは小指の先端が触れているあたりを境に上体を前傾させつつ息を吐きます。五秒くらいです（写真11）。

なお、吸気も呼気も、口を使わず鼻から行ないます。これは、これから紹介するすべての呼吸法に共通する原則です。

【注意点】

波浪息は上腹部をゆるめること（「柔凹にする」といいます）が目的ですから、長く吐いたり、たくさん曲げようとする必要はありません。要するにみぞおちが、おへそと接近するようにすることが大切です。それと、呼気に心を込めて丁寧に行なうことです。呼気に心を込めることだけでも、呼吸法の目的の多くが達成されるのです。

2.　小波浪息

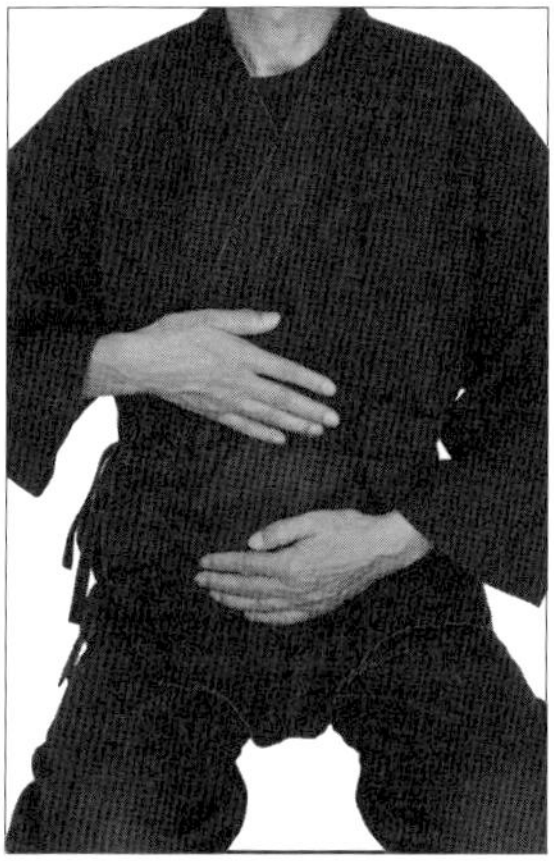

9　手の構え

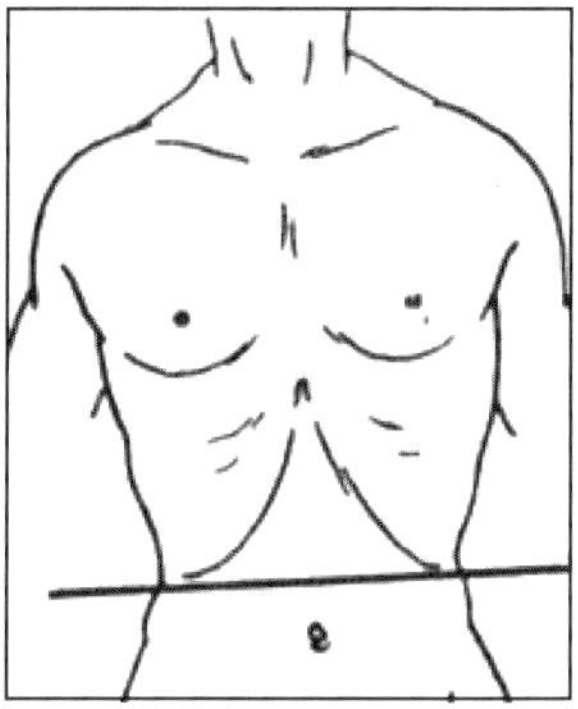

屈折線
（藤田霊斎著『国民身心改造の原理と方法』より）

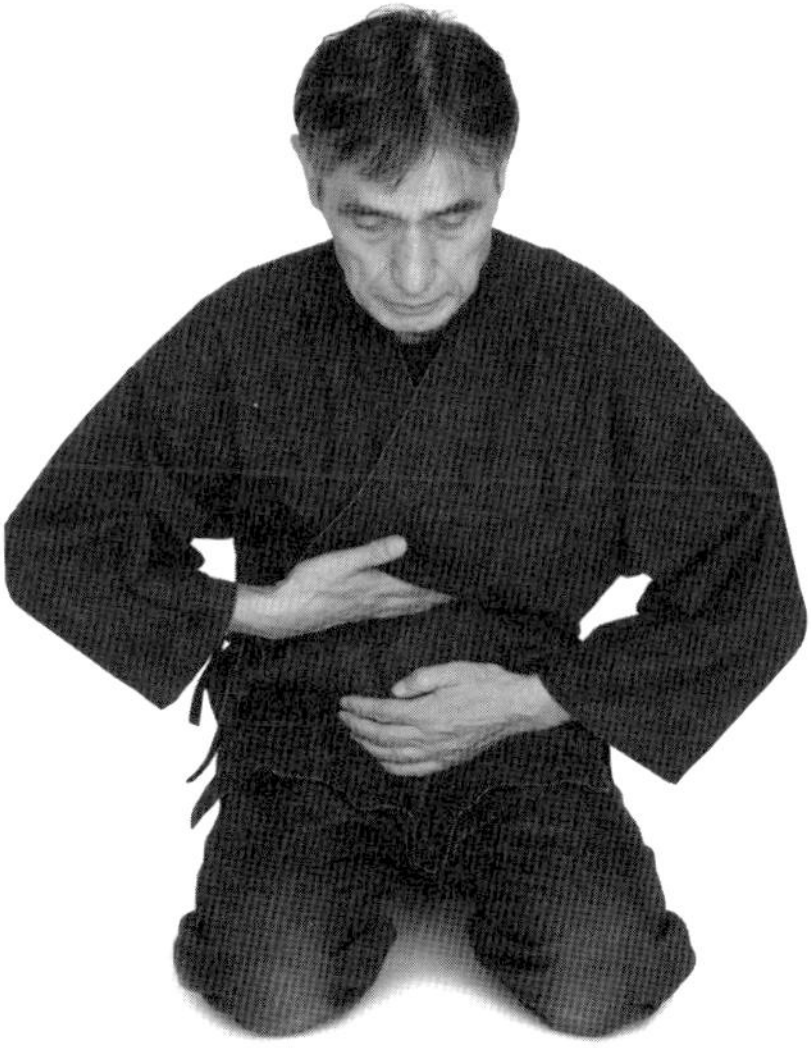

11　呼気

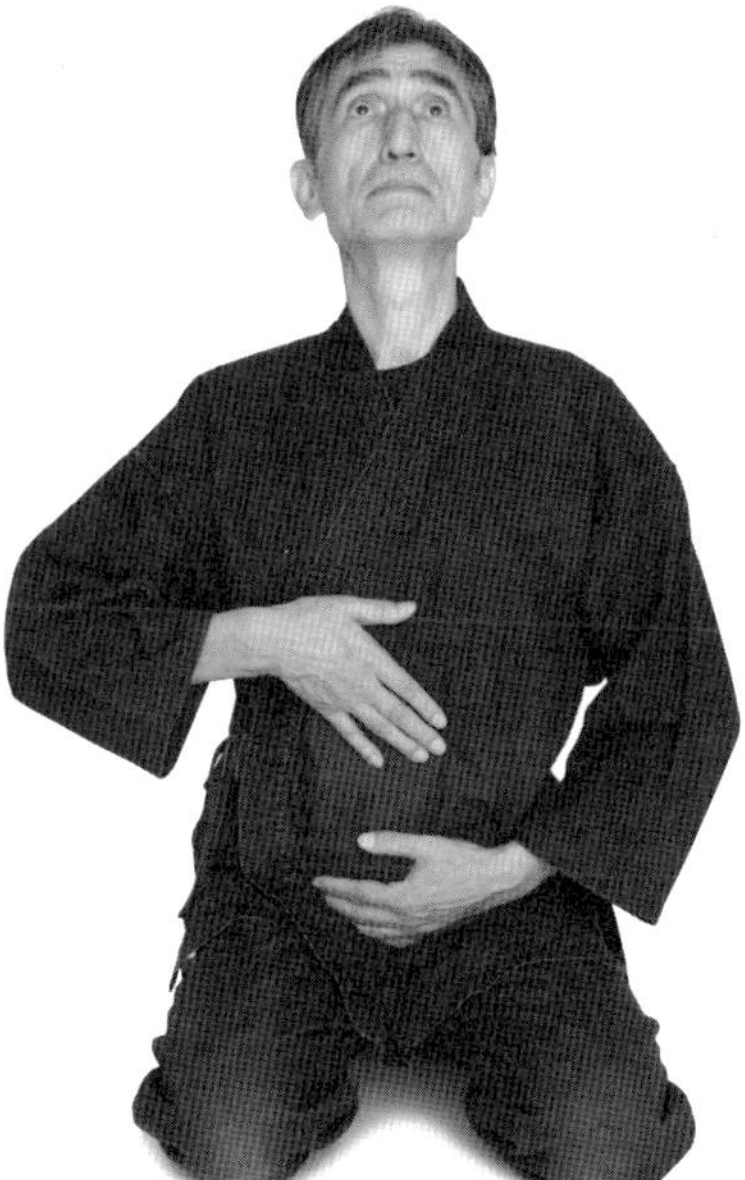

10　吸気

藤田霊斎師はこのときの注意点として、「吸気のことは考えないで、息を吐きだしながら上体を折り曲げて、みぞおちの下を柔軟にすることだけを念頭に置くこと」と述べています。

【回数】

とくに回数にこだわることはありませんが、一セット十二回くらいが適当だと思います。その場合六回行なったら、左右の手を入れ替えることにします。そして、一セット終わったら再び緩息をしておきましょう。

❸ 中波浪息

【効果】

小波浪息に、みぞおちを落としながら短い呼気をすることと、手で上腹部を摩擦することを加えることで、上腹部を柔凹にする効果を一層促進します。この部分が固く出っ張っていると、イラついたりビクついたりといったマイナスの感情に心を占拠されてしまいますが、少しへこんで柔らかくなっていると、穏やかで余裕のある心境になります。身体面でも、呼吸がスムーズになり、内臓が活性化するなど、さまざまな効果が表れます。

機会があったら、仏像やビーナス像の上腹部をよく見てください。上腹部が柔らかくいかにも余裕のあるように表現されているはずです。つまり、ミラクルラインが描かれているのです。


【吸気と呼気】

小波浪息と同じ動作で、三秒吸って五秒吐きます。その後に、次の動作を行ないます。


【みぞおちを落とす】

小波浪息と同じ動作で五秒吐くことで、上体は屈折線から少し前傾しています。この状態から、「みぞおちを落とす」という動作をします。上腹部をゆるめながら、みぞおちがおへそに向かって近付くことで、上腹部を柔凹にするのです。みぞおちがストンと落ちていくので「みぞおちを落とす」と言うのですが、これは坐禅でも武道でも、大事な行為です。

【漏気】

みぞおちを落としながら、「フンッ」と息を漏らします。これを「漏気」と言います。息を吐くというより漏らすのです。みぞおちが落ちて上腹部がへこんだ分、息が外に漏れるのです。

【手の操作】

みぞおちを落としつつ漏気をするのと同時に、右手は上腹部を摩擦するようにして左のほうに移動させます。それと同時に左手は、左のほうから右へ下腹部を摩擦するように移動させます（写真12〜13）。

このように、みぞおちを落とす、漏気をする、手で上・下腹部を摩擦する、という動作を同時に行なうわけですが、これを一回一秒くらいで十二回ほど繰り返します。息を漏らしながらみぞおちを落とすと、そのはずみで自然に上体が伸びます。その伸びる瞬間にわ

3.　中波浪息

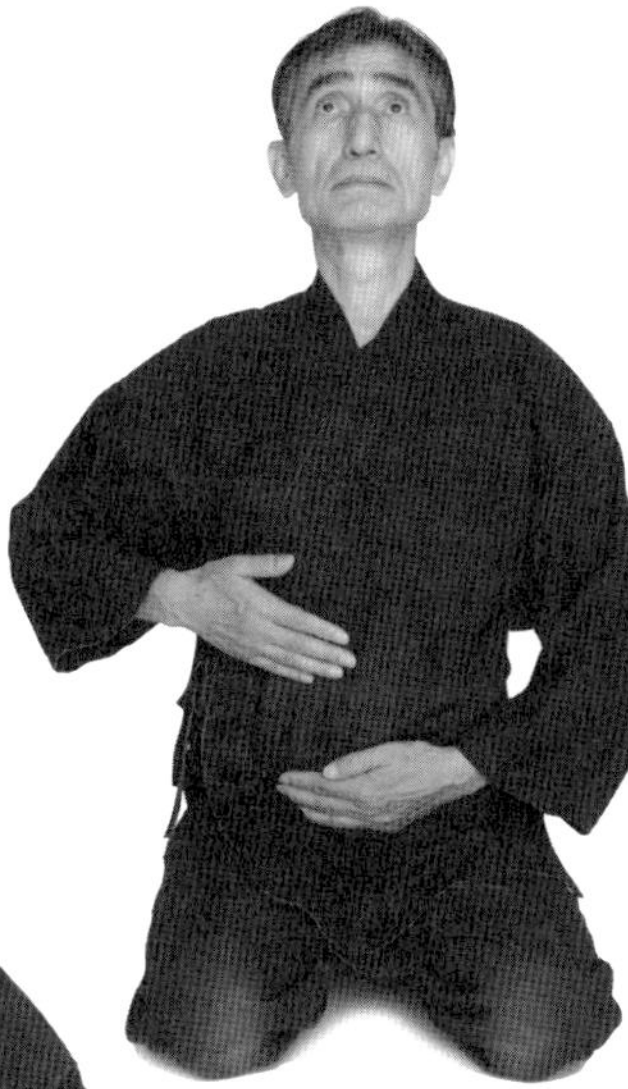

12　手の操作

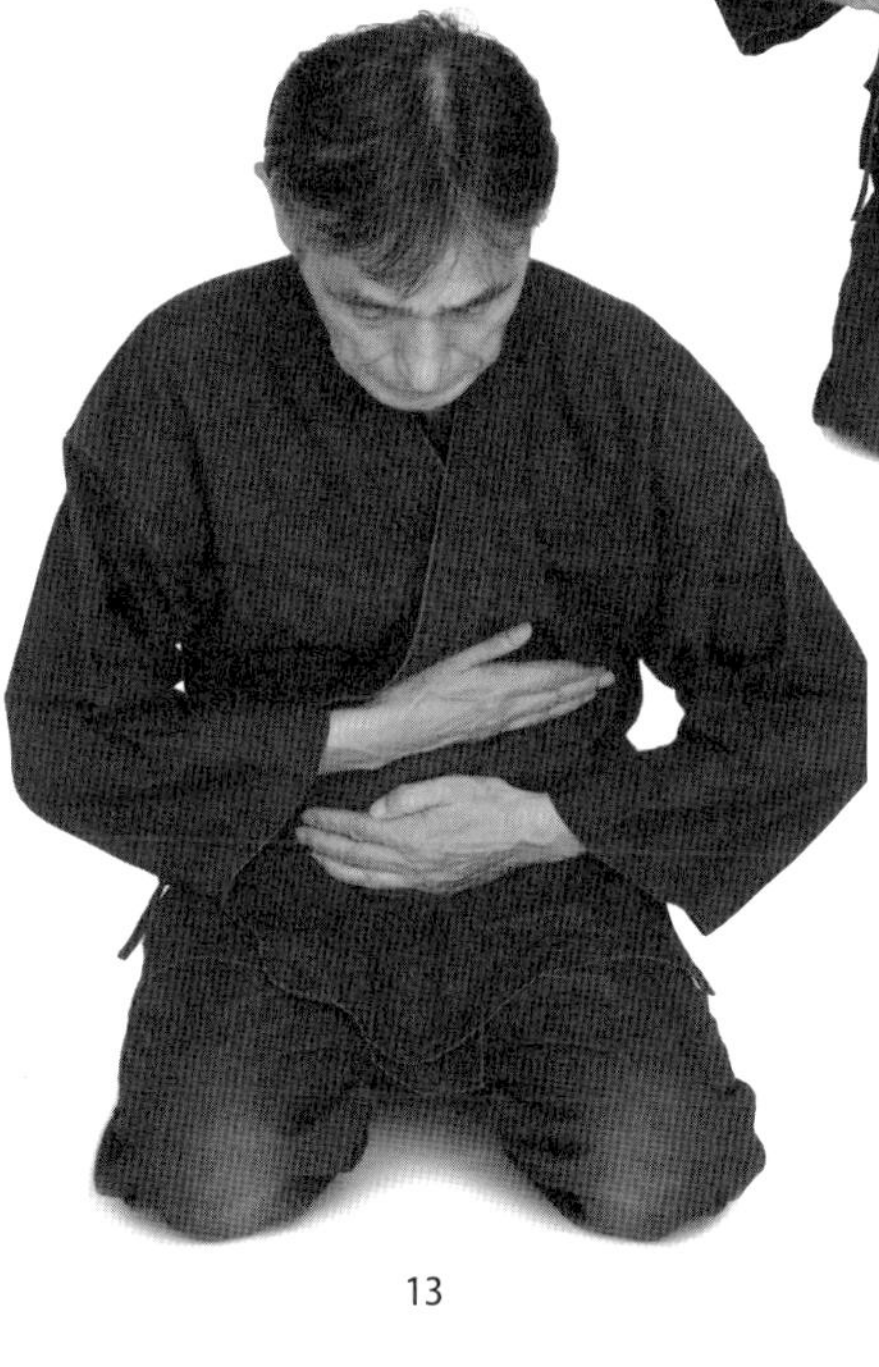

13

ずかに息が入ります。したがって上体は一秒ごとに、落ちたはずみで伸びる動作を十二回繰り返すことになります。

❹ 大波浪息

大体において中波浪息に準じて考えていただいてよいのですが、手の操作は次のようになります。

【効果】中波浪息よりも、上腹部の奥のほうのしこりを取り除きます。

【吸気と呼気】

小波浪息・中波浪息と同じです。その後に、次の動作を行ないます。吸気と呼気の長さは小・中波浪息と同じでもいいのですが、吸気五秒、呼気十秒と、少し長くしてみるのもよいと思います。

【手の操作】

「みぞおちを落とす」と「漏気」については中波浪息と変わりはありません。

緩息をし終わってみぞおちをゆるめ前傾したところで、両手は丹田を包み込むようにします。バスケットボールをつかむような形です。親指は屈折線に沿ってやや離しておくようにします（写真14）。

小・中波浪息と同じように吸気をします（写真15）。呼気のときは親指をお腹に垂直に突き立てるようにして、屈折線のへこむのに合わせて差し込んでいきます（写真16）。親指は腹直筋部分を押しこんでいくことが基本です。

呼気が終わったら、中波浪息と同じく、みぞおちを落としながら漏気をします。その都度親指は上腹部屈折線上を押しもみすることになります。

【バリエーション】

また、十二回行なうとすれば、前半の六回は上腹部を押しもみして、後半の六回は手のひらを使って丹田を摩擦する方法もあります。腸骨から斜め下に向かって圧擦するのです

4.　大波浪息

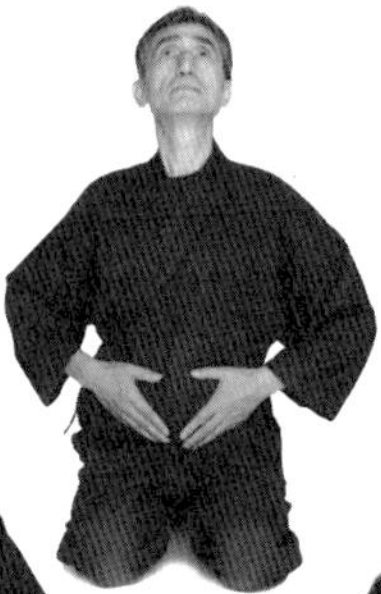

15　吸気

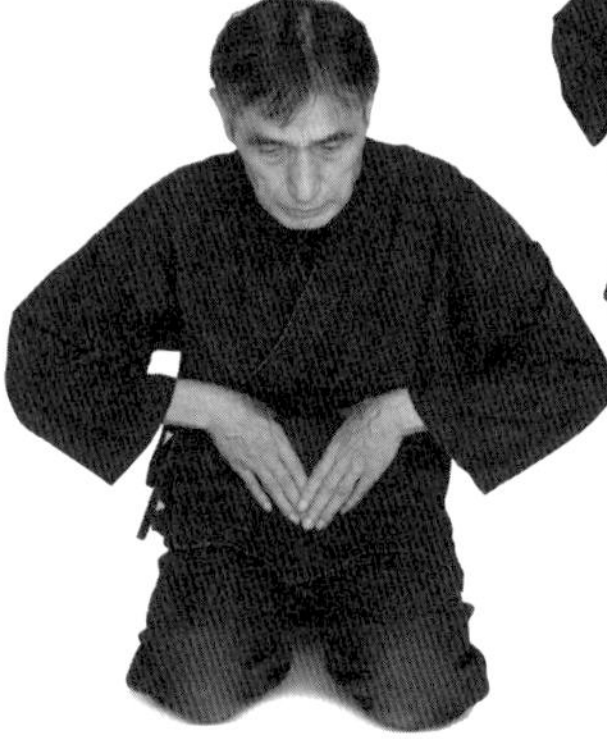

16　呼気と親指の使い方

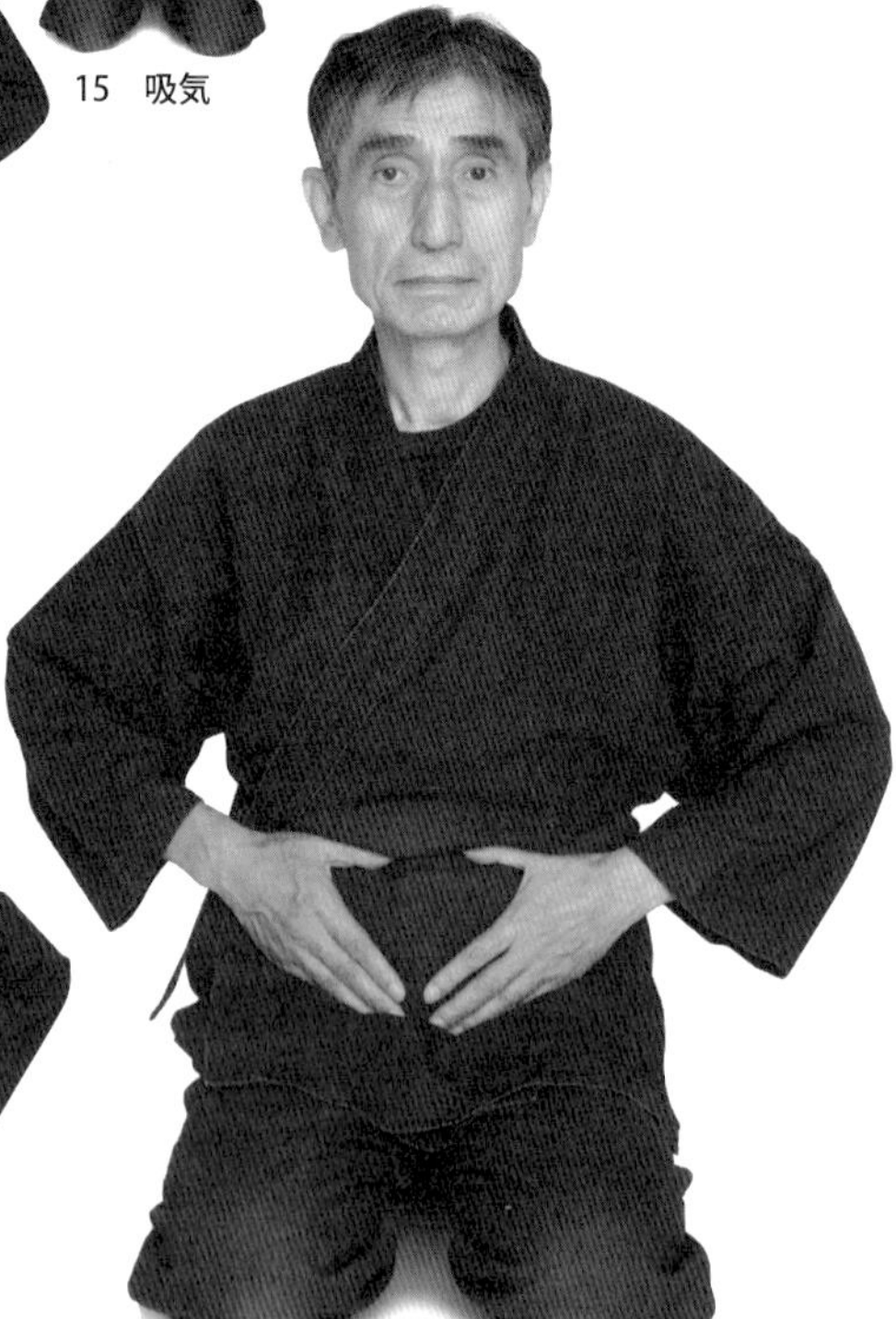

14　手の操作

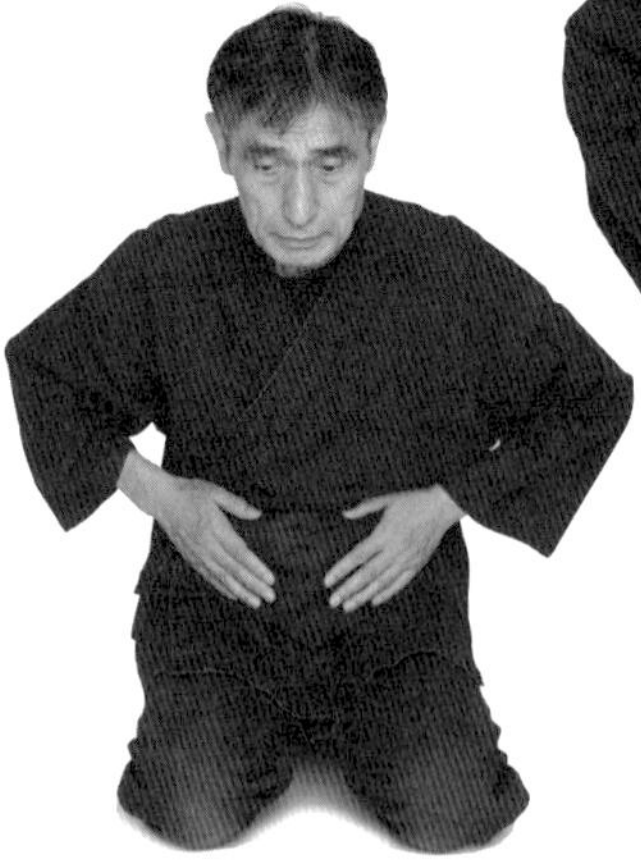

17　下腹部の圧擦

（写真17）。これによって、丹田の感覚を一層喚起する効果もでてきます。

【注意点】

波浪息も丹田呼吸法ではありますが、眼目は上腹部を柔らかくすることですから、丹田に力を入れるようなことをせず、ひたすらみぞおち下を折りくぼめることに留意することが大切です。

みぞおちを落とすということに関連して、明治天皇に次のような話があります。側近の間で、明治天皇の姿勢がよくないという話がでて、お付きの武官が、恐れ多いことながらと、胸を張り下腹部を引くようにと進言しました。すると明治天皇は、「みぞおちのところをへこませて、そこにしわがあるようにし、下腹部を前に張りだすようにするようにと山岡鉄舟に教わった。それを直すわけにはいかない」とおっしゃったというのです（藤田霊斎著『人は腹』）。

❺ 屈伸息

江戸時代の武術の達人は、両国橋を一息で渡ったそうです。息が長いということは、高い境地に達している一つの表れです。日常的にも、深呼吸をしてちょっと長い息をするだけで、心が落ち着いたという経験は誰にもあることだと思います。

ここでは長い呼吸を身に付けるための呼吸法を行なってみることにいたします。

波浪息と同じく、緩息を終わった姿勢から始まります。

【効果】

普段行なっている無意識呼吸では、肺の容量の十～二十パーセントくらいしか使いません。しかし、この屈伸息なら、ほぼ百パーセントが使われます。身体は十分に使われたとき、能力が高まります。ドイツの心理学者カール・ビューラーは、このことを「機能快」と言っています。適度に使ってやると、身体の機能は喜んで発達するということです。身体の各部分も自己実現を目指しているというわけです。逆に使わなければ、廃用性委縮を起こして衰えていきます。

深く前傾することで、横隔膜が、そして大腰筋といったインナーマッスル、あるいはコアマッスルといわれる深層筋を目覚めさせ練磨することになります。それによって、姿勢や歩く動作などが正しく調整されてきます。横隔膜と大腰筋は胸椎の下端と腰椎のところでつながっていて、お互いに関連し合って活動しています。このことは、呼吸の調整ばかりでなく、姿勢を調え、動作を正しく行なわせるうえで、たいへん有効にはたらくことになるのです。

中国の古典『荘子』に、「衆人の息はのどを以てし、真人の息は踵《くびす》を以てす」とあります。修行を積んでいない人は、のどに力が入った呼吸をし、修行を積んで高い境涯にいる人の呼吸は全身を使って、踵から出入りしているようだ、というのです。これはこの屈伸息によって得られるものです。

【吸気】

骨盤の後ろの部分である仙骨を、前方に押しだすように立て、次に胸を張っていきながら息を鼻から吸い入れます。胸椎が反るので顔が少し仰向けになりますが、これは頚椎が反っているのではありません。頚椎はなるべく動かさないようにしてください。十秒くらいかけてゆっくり吸い入れることが望ましいところです。もちろん無理をすることはなく、もっと短くてもけっこうです。胴体がビニール袋のようになったようなイメージで、そこにいっぱい空気が満たされたという感じです。胸部のレントゲン写真を撮るときにする格好にちょっと似ています（写真18）。

【呼気】

たくさん吸い入れた息を、少しずつ吐きだします。ビニール袋の上のほうから空気が抜けていくような感じにするとよいと思います。カイコが糸を吐くように、細く長くしっとりとした呼気ができるように呼吸を練っていきます。吐き始めの五秒ほどは、波浪息と同じように上体をゆるめていきます（写真19）。

【上体の前屈】

呼気と同時に上体を前屈していきます。波浪息とは違い、股関節から曲げていきます。

ですから、上体は水平に近くまで曲がります。そんなに深く曲がらない場合は、無理をせず曲がるところまで曲げてください（写真20）。

【手の操作】

手は軽く握って脚の付け根のあたりに置いておきます。あるいは、吸気のとき腕を広げていき、呼気のときは腕を閉じていき、さらに前方に伸ばしていきながら上体を曲げていく方法もよいものです。これはちょうど、仏教のお坊さんが行なう五体投地の礼拝に似ています（写真21）。このようにしたほうが、吸気と呼気のどちらも、より一層深く行なうことができます。

【注意点】

のびのびとおおらかな気持ちで行なってください。かなり長い呼気をしますので、続けて吸気に移ると苦しくなるかもしれません。そんなときは、一回ごとに呼気のあとに緩息を入れると、スムーズに続けることができます。

深い呼吸をしますので、呼吸器疾患や循環器疾患のある方は、呼吸や前傾の動作を控え

5.　屈伸息

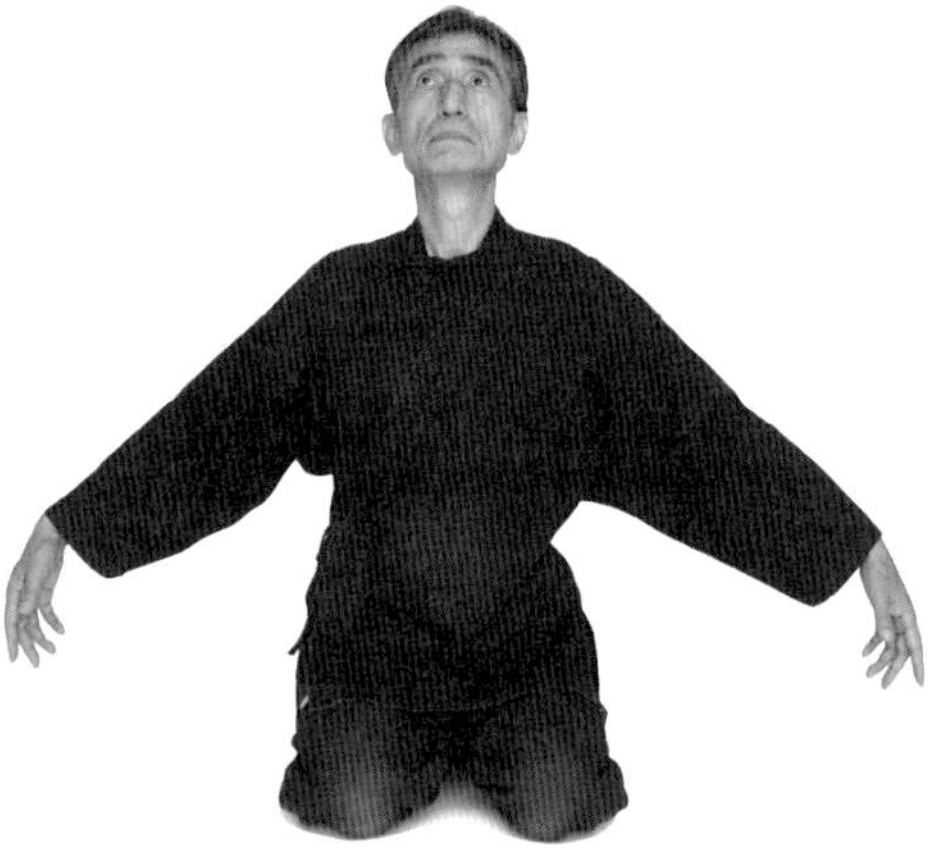

18　吸気

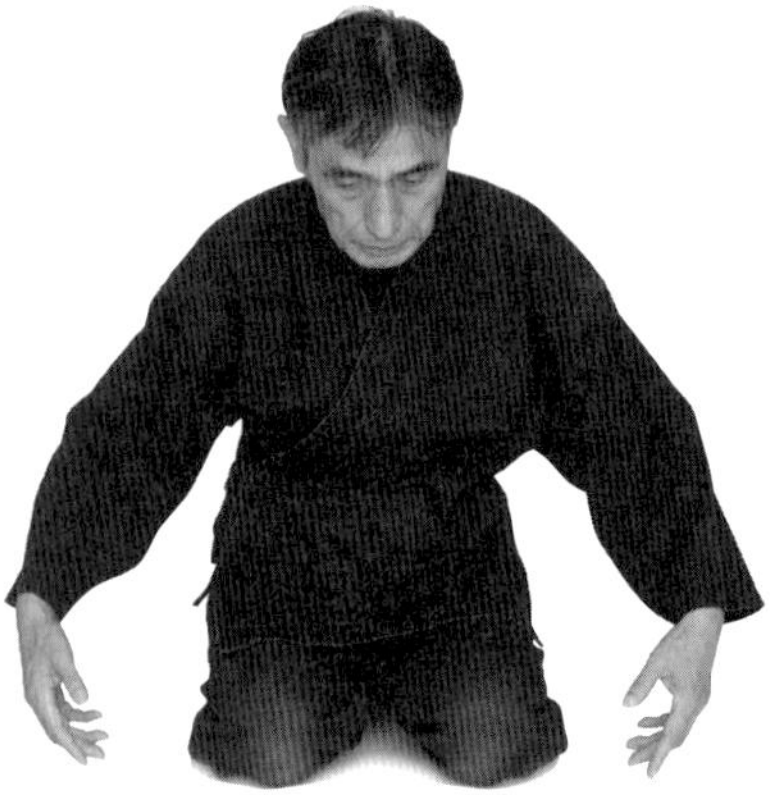

19　呼気

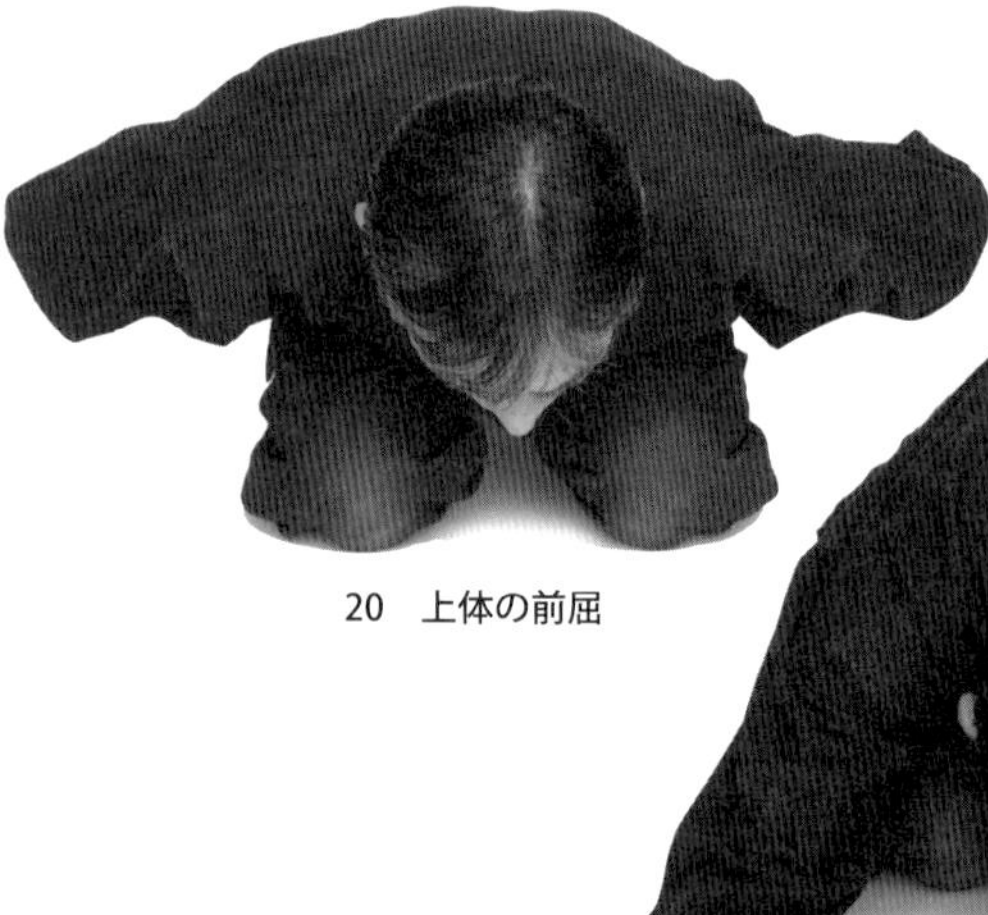

20　上体の前屈

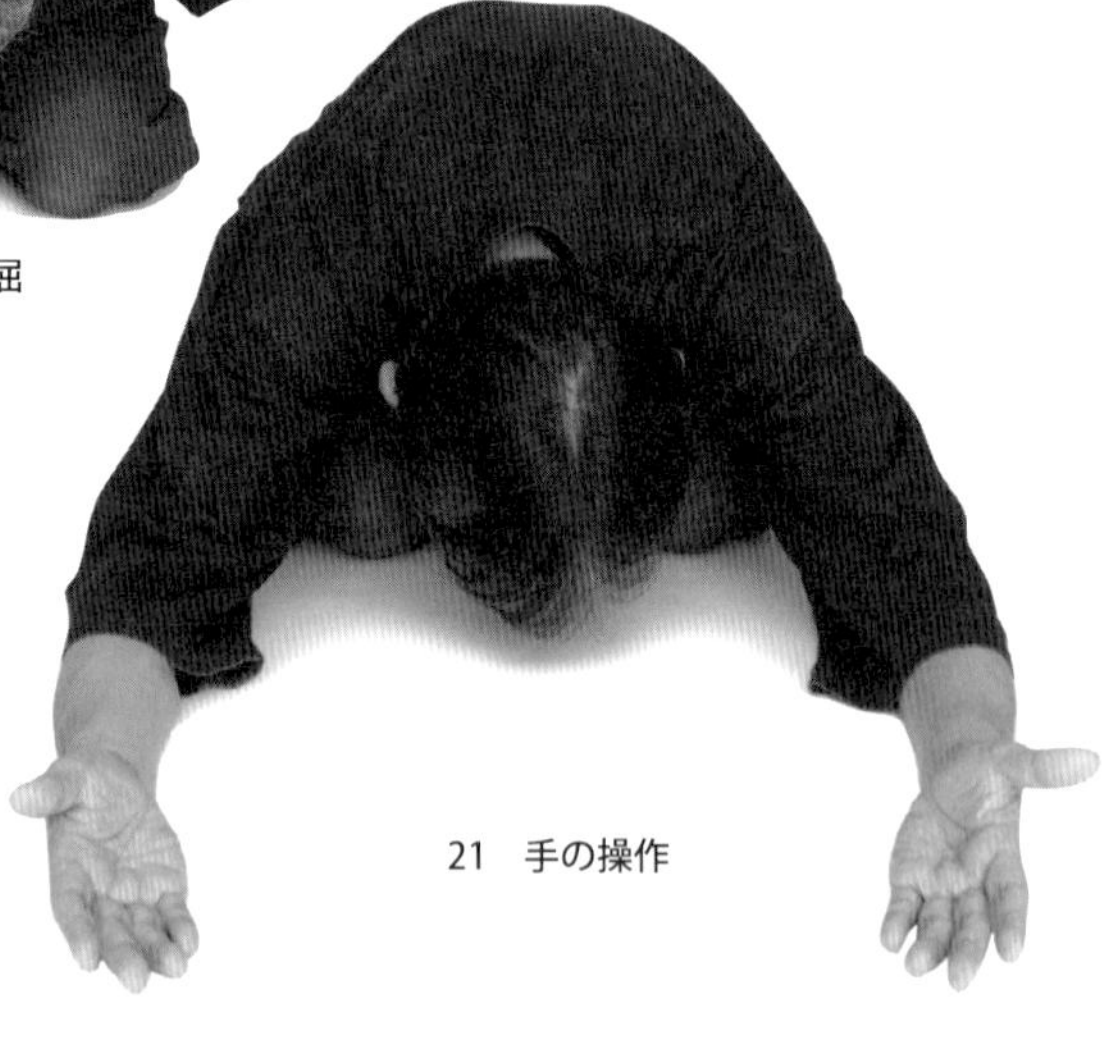

21　手の操作

めに行なってください。

【イメージ】

吸気では「大気の精気を吸い入れる」と思い、呼気では「身体内の邪気を吐きだす」と思ってやってみてください。天と一体になった気分が味わうことができると思います。

❻ 大振息

坐ったままフラダンスをおどるように、お腹を左右に振る呼吸法です。

緩息をして上腹部をゆるめた状態で、右手は左手の親指を軽く握り、左手は右手の親指以外の四本の指を軽く握って（叉手《さしゅ》といいます）下腹部に置きます（写真22）。左右逆でもかまいません。

【効果】

上虚を養う効果もさることながら、左右の筋肉と神経のバランスを調整し、背骨のゆがみを矯正します。仙骨や股関節も整える効果があります。脊椎や腰椎を強化して、背中のコリや腰痛を軽減します。また太陽神経叢の機能を盛んにし、腸を初めとする内臓神経を活性化します。とくに便秘には効き目があります。

【身体の動作】

背骨を左のほうに湾曲させながら、おへそを左のほうに移動させます（写真23）。次に、右のほうへ移動させ（写真24）、それを交互に繰り返します。左右の動きは、大きくする必要はありません。ストレッチングのように深く曲げようとすると、緊張してしまい、呼吸がスムーズにできなくなります。

【吸気】

まず、おへそが中央にある状態で吸気をします。あまり深く吸い込むと、上腹部が緊張しますので、軽く一秒くらいの短い吸気です（写真25）。

6.　大振息

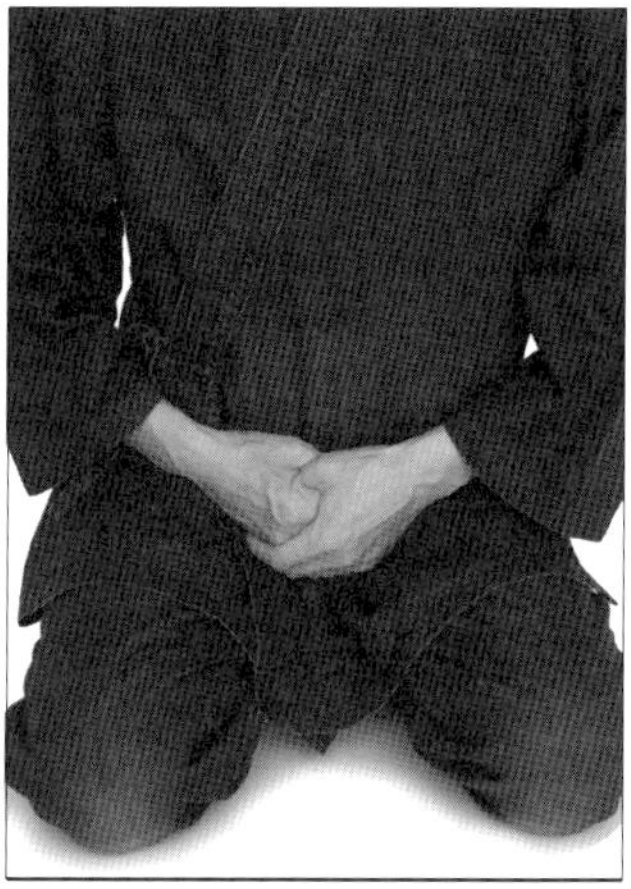

22　叉手

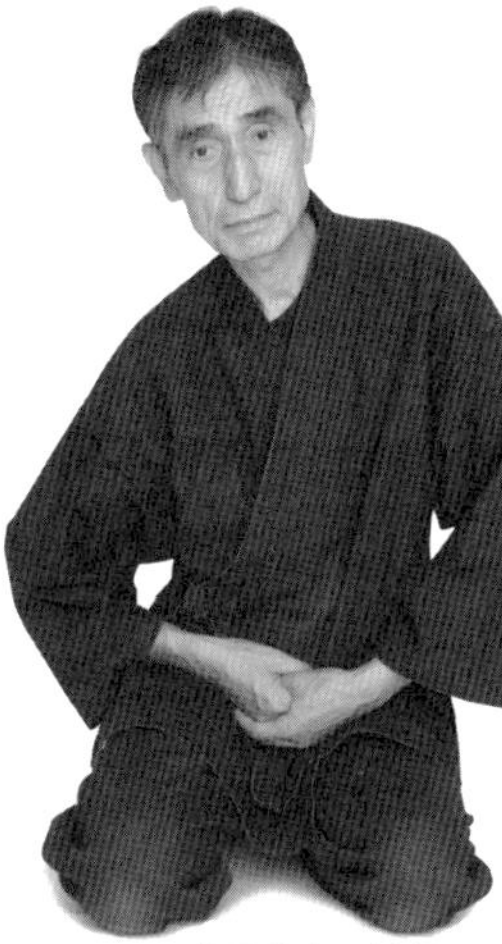

23　背骨を左に湾曲

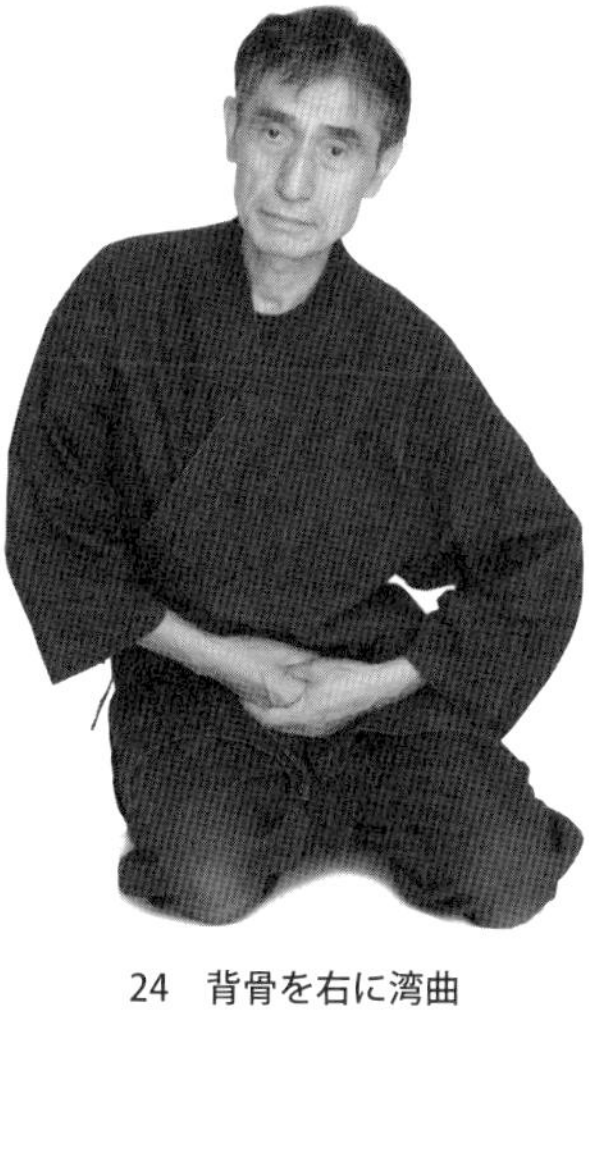

24　背骨を右に湾曲

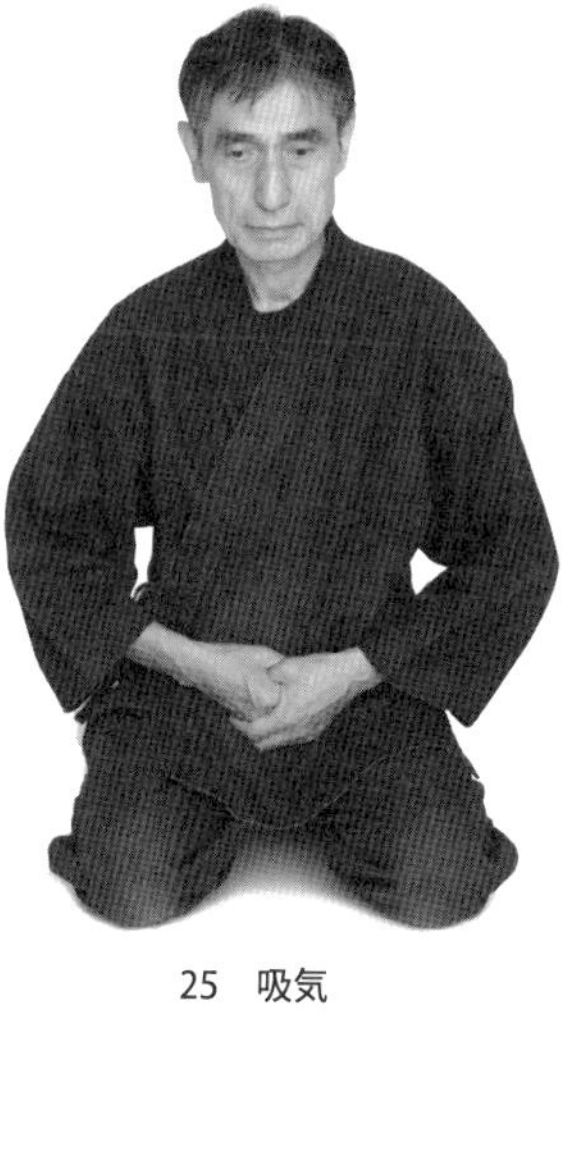

25　吸気

【呼気】

おへそが中心から右のほうへ移動しながら息を吐いていきます。二秒くらいでけっこうです。もちろんもっと長くしても差し支えありません。

呼気から次の吸気に移るときは重要なポイントです。吐くから吸うに転ずる瞬間、とんがった感じにしないで、まーるく移るように工夫してみてください。ここにこの呼吸法の妙味があるのです。

【吸気】

おへそを中央にもどしながら息を吸います。一秒くらいです。

【呼気】

左のほうにおへそを移動しながら同じように息を吐きます。

これを計十二回ほど繰り返します。

【三呼一吸の大振息】

大振息を三呼一吸で行なうとまた違った妙味を味わうことができます。

おへそを左のほうに寄せたところから、右のほうへ息を吐きながら移動させ、次いで左のほうへ息を吐きながら移動させ、また息を吐きながら右のほうへ移動させます。これで三呼になります。そして次に左へ移動させるとき息を吸います。これで三呼一吸になります。このとき手を叉手に組んで、上腹部の屈折線をおへその動きと反対に向けて圧擦します。次に下腹部圧擦をします。

❼ 虚実息

【効果】

これまで挙げた呼吸法は、大体において上虚をつくることを目的とするものでした。それにたいしこの虚実息《きょじつそく》は、上虚とともに下実をつくり、上と下のバランスを調える効果をもたらします。これまでの方法で上虚ができてくると、自然に下実もできてくるものですが、虚実息によって、積極的に下実づくり、すなわち丹田を充実させる呼吸法に触れていくことになります。

丹田を充実させようとすると息むことになってしまうというジレンマを、この虚実息は解消してくれます。肩や胸の力をすっかり抜いて、しかも丹田は力強く充実できるようになるのです。

【身体の構え】

緩息を終えてやや前傾した姿勢はこれまでと同じです。手は軽く開いて下腹部に添えておきます。

【吸息】

虚実息では、吸気・呼気と言わず「吸息・呼息」と言っています。まず「吸息」をします。仙骨を前に押しだすようにし、次いで胸椎を反っていきます。このとき、腰椎をあまり反らすとスムーズな吸息を妨げることになります。胸椎が反ることによって、顔は少し仰向けになります。この上体の動きに合わせ、手を胸部の上のほう（鎖骨のあたり）まで、腹部から胸部を擦り上げるようにして上げていきます（写真26）。この身体と手の動きに合わせながら息を吸い込んでいきます。十秒から十二秒かけて、ゆっくりと吸い込んでいってください。

【呼息】

この呼息は、なかなかユニークです。吸息の際に擦り上げた手を、今度は下腹部に向かって撫で下げていきます。この撫で下げていくことを「撫摩振顫《ぶましんせん》」といいます。すなわち、「ブルルッ・ブルルッ……」と手を震わせるように下ろしていくのです（写真27）。息は、この「ブルルッ」という手の動きに合わせて、断続的に吐いていきます。「スー」とスムーズに吐くのではなくて、「フム・フム・フム……」と断続的に吐くのです。そして上体を、波浪息と同じように屈折線を境にして前傾していきます（写真28）。中波浪息の呼気が終わったときと同じ形です。また、撫摩振顫する回数は八回から十二回くらいとします。

ちなみにこの「撫摩振顫」の原型は、幕末の名医と謳われた平野元良の「歌誦撫摩術」に由来していると私は考えています。仰向けになった姿勢で、胸の上部から下のほうに向かって呼気とともに撫で下ろしていくという方法です。「歌誦」というのは、和歌を朗誦しながら行なうからです。この和歌について元良は、「庵原《いおはら》の清見の崎の三保の浦のゆたけき見つつ物思《ものも》いもなし」という万葉集のなかの田口益人の歌を指定しています。気持ちが高ぶって寝付きが悪いときに試してみてください。

【虚息】

中波浪息で漏気をしながら上腹部を圧擦しましたが、ここでも同じことをします。しかし、中波浪息のときより、もっと強く入念にやる必要があります（写真29）。上腹部を柔らかく少しへこんだ状態、すなわち柔凹にするうえで効果があります。

【実息】

いよいよここから丹田呼吸らしくなってきます。あの白隠禅師の「我がこの気海丹田腰脚足心　総にこれ本来の面目　面目何の鼻孔かある」といったように、丹田以下、腰・脚部・足心が、上体をしっかり支える充実した下半身が実現します。とくに丹田は、あふれるばかりの気力に充たされ、勇気が滾々《こんこん》と湧いてきます。

さて実息のやり方ですが、虚息の終わったときの前傾の姿勢のまま、「ウーム」と、鼻からかすかな息を漏らします。この声は気合によって自然に湧いてくる声です。「ウ」を

7.　虚実息

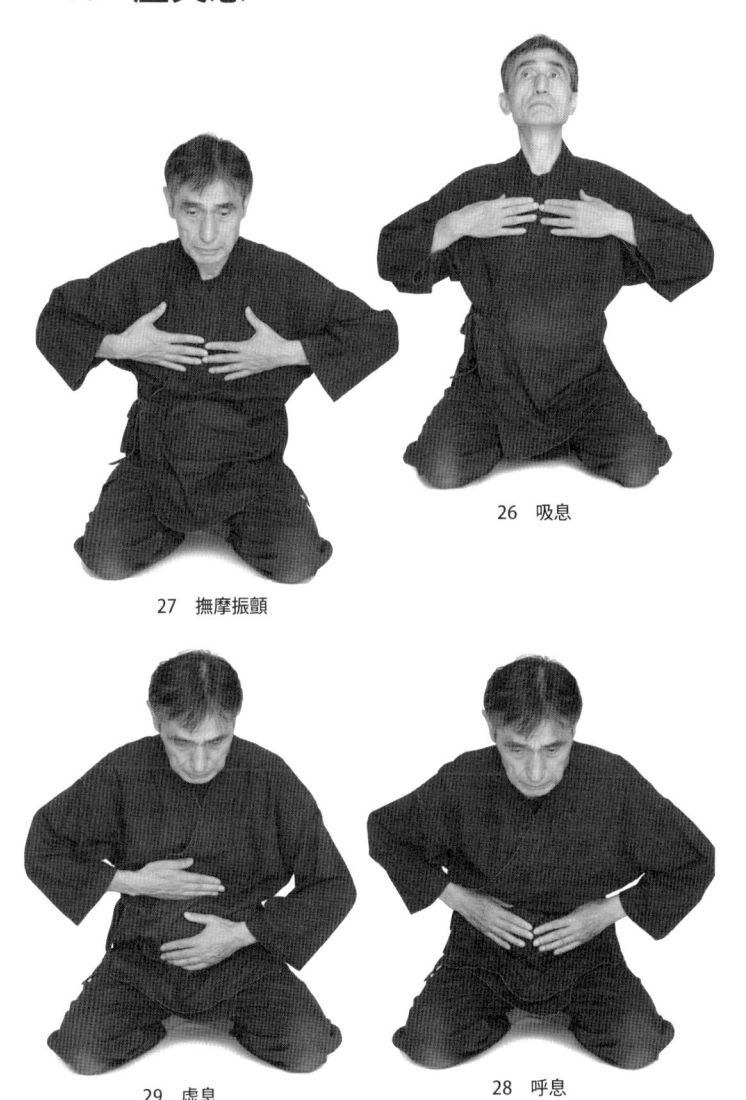

26　吸息

27　撫摩振顫

28　呼息

29　虚息

小さく出発して、「ム」に向かって次第に加速度を付けて太くしていくように発声します。声をださなくてもいいのですが、その場合でも発声しているときと同じような感じで息を漏らします。もちろん息むことは絶対に避けてください。そのためには上腹部が柔凹になっていることが大切です。

実息のときの手の操作は、軽く手を開いて下腹部に当てておきます。実息により丹田を充実させると、下腹部内（腹腔）に圧力がかかってボールのように膨らみます。横隔膜が緊縮して下降するからです。このとき、気合が入っていると感じます。

さてこのボールのような丹田を、下腹部に当てた手によって、上に向かって回転させるようにして上げます。これを「丹田の巻き上げ」と言います（写真30）。この巻き上げをするには、上腹部の柔らかいことが必要です。こうすると、腹腔内に圧力がかかっても、内臓下垂や鼠径部ヘルニヤ（脚部の付け根の腹壁の弱い部分から内臓が抜けでてしまう病気）になりません。

このときもう一つ大事なことは、肛門を閉めることです。圧力は開口部である肛門に集中しますので、そこを閉めておかなければなりません。また、肛門を閉めること自体が、気力を高めることになります。

実息をするときのもう一つの秘訣として、左右の腰脚足心に交互に力を入れることです。坐ったまま「グッ・グッ・グッ」と前に進むようにするのです。そうすることで、白隠禅師の言う、気海丹田腰脚足心に、自分本来の生命が充ち充ちてきます。回数は六回が標準です。

【完全呼息】

最後にもう一度息を吐きます。これを「完全呼息」と言います。その名のとおり、完全な息の吐き方で、「膨満緊縮」という吐き方です。そもそも呼吸法は「呼主吸従」と言って、吐くことに重点を置きますから、「膨満緊縮」は、呼吸法の真髄であると言うことができます。

まず「膨満」は、実息で形成した腹腔の内圧を維持したまま、イヤさらに下腹を張りだすようにして息を吐いていくことです（写真31）。要するに横隔膜を緊縮させたまま息を吐くということです。こうしますと、その呼気はきめの細かいものになります。「雲蒸し霧起こるが如き」とたとえられるように、達人の息は荒っぽくなくしっとりとしたものなのです。

虚実息（続き）

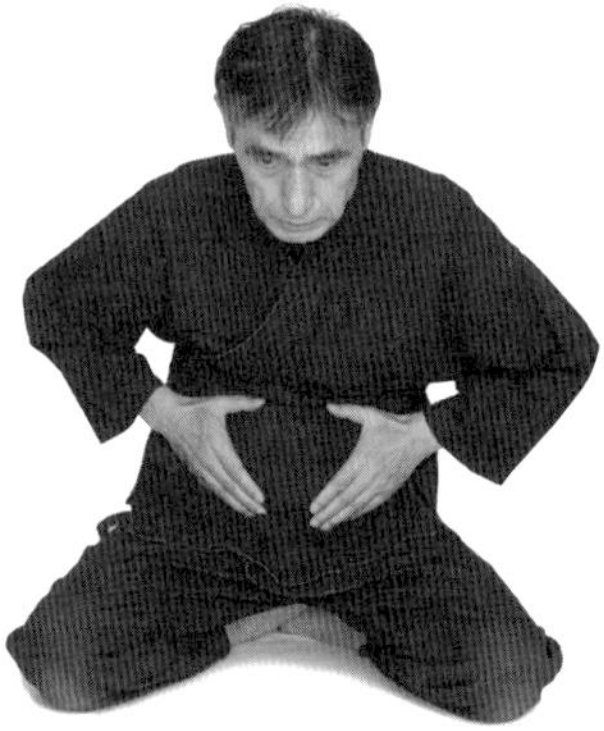

31　完全呼息（膨満）

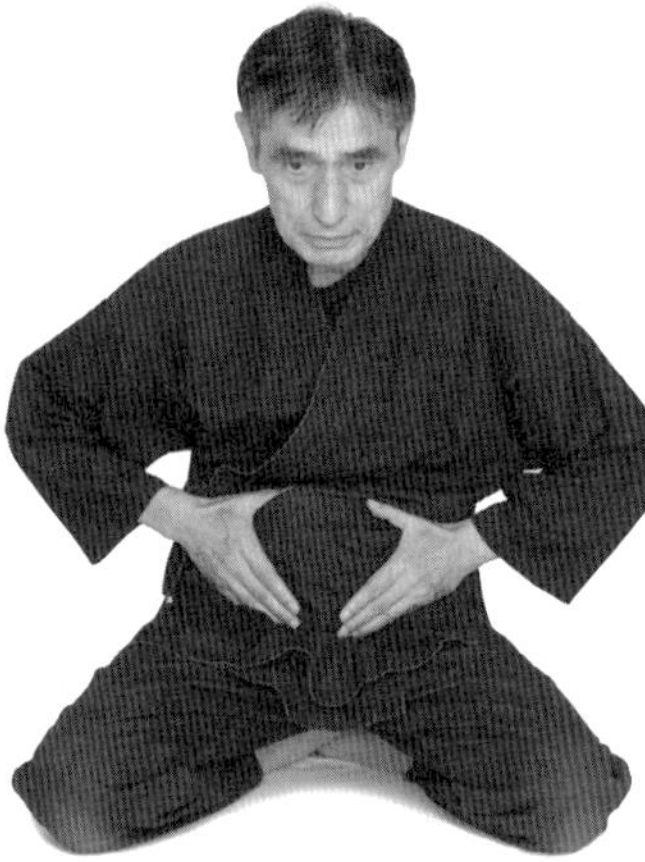

30　実息

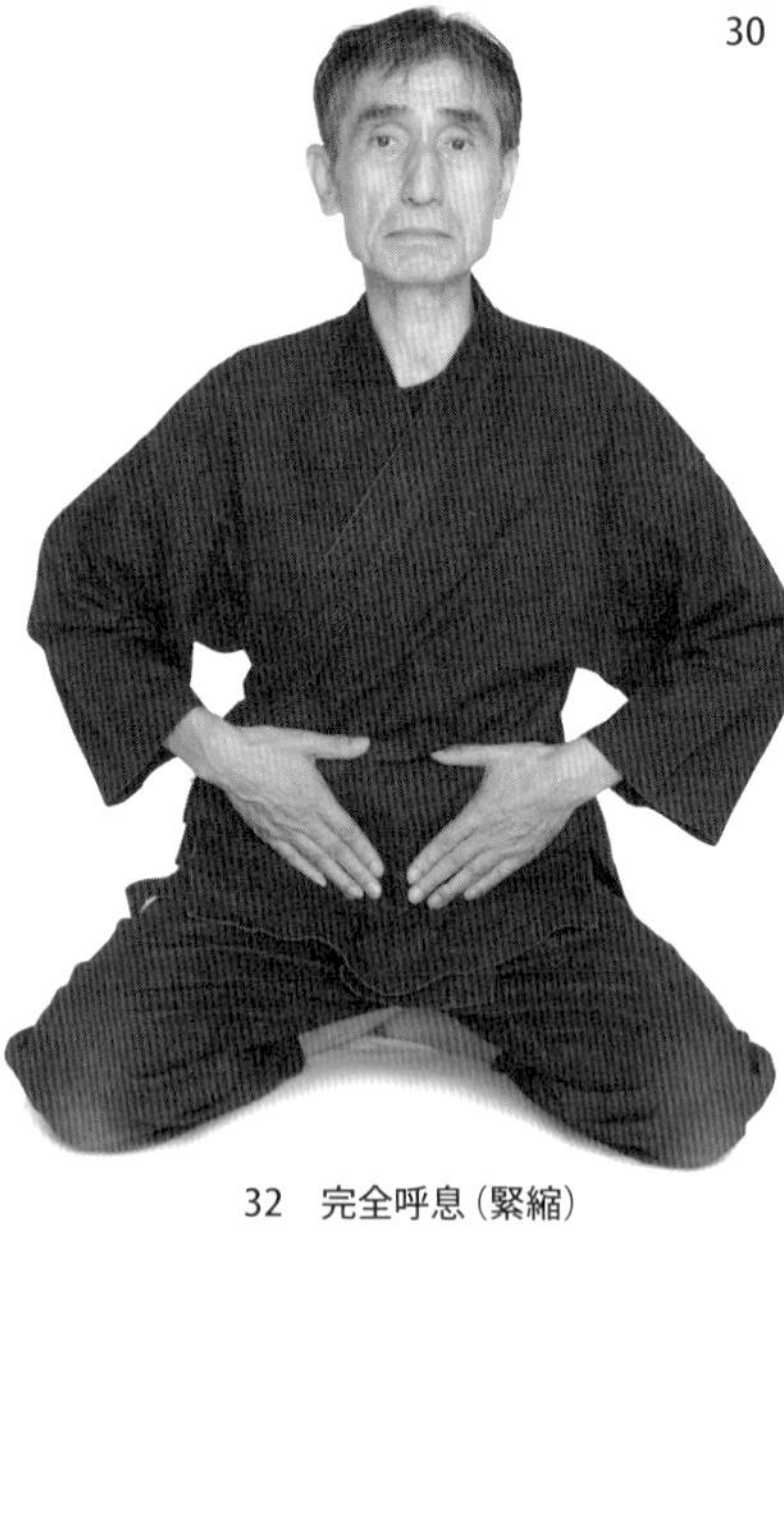

32　完全呼息（緊縮）

膨満の状態で息を吐き続けていると、膨満状態の下腹部がへこみ始めます。そうしたら、腰を前に押しだすようにして上体を上方に、腰部と臀部を分離させるように伸ばしていきます。そうしますと下腹部はさらにへこみ、最後は意識的にへこませます（写真32）。これを「緊縮」と言います。

完全呼息は、二十秒くらいできると望ましいのですが、もちろん無理をする必要はありません。

息を吐ききったら緩息をして、また吸息に返ります。

❽ 完全息

胸式呼吸や腹式呼吸、腹式呼吸のなかでも順腹式呼吸と逆腹式呼吸と、いろいろな呼吸の仕方が言われています。これらは一長一短があって完全ではなく、どれか一つを選ぶのは難しいことです。それを克服して完全な形に調整した呼吸法が「完全息」であり、その完全息のプロセスをまとめたものが、「完全息の六原則」です。

完全息の六原則とは、次のようになっています。

《吸気》胸入・腹満
《持気》漏気・充実
《呼気》膨満・緊縮

すなわち、「胸入・腹満」で吸気をし、「漏気・充実」で持気をし、「膨満・緊縮」で呼気をするのです。ここで注目されるのは、吸気と呼気の間に、持気というものがあることです。これは、吸った息をすぐに吐かないで、腹にためておくことです。そうすることによって、吐く息がスムーズになるのです。持気のなかの充実とは、虚実息の実息と同じように、腹腔に圧力をかけて、サッカーボールのような内圧を加えます。その前の漏気は、努責を避けるために、胸の圧力を漏らすことです。そして、呼気のなかの膨満・緊縮は、虚実息の虚息とまったく同じです。完全呼息というのですから、当然完全息でもそのまま使われるのです。

【効果】

完全息は、「動的坐禅　静的武道」と言われます。多少の動きを伴いますが、心を鎮め統一させる効果として坐禅や瞑想に通じる道です。また動きがそれほどありませんが、勘を養い、統一体をつくり微細な動きを体得させ、勇気が湧いてくることで武道にも通じる道でもあります。その他、完全息までマスターすれば、楽器や舞踊や声楽やスポーツなど、さまざまな分野での上達に効果を発揮します。

この「胸入・腹満・漏気・充実・膨満・緊縮」の六つで、六原則ということになります。正しい呼吸を身に付けるための完全な型であり、これをひたすら繰り返していれば、完全呼吸が身に付くというものです。

それでは、六原則を実修できるように、順番に説明していきます。動作を文章でうまく表すのは難しいものがありますが、順を追って少しずつ覚えていってください。

【胸入】

肺に空気を満たすには、二つの様式があります。一つは肋骨を挙げることです。いわゆる胸式呼吸です。肋骨間に肋骨挙上筋という筋肉があって、これの緊縮によって肋骨が挙上します。それで胸腔（肋骨に囲まれた空洞）が拡張します（写真33）。このように、肋骨の挙上による吸気が、胸入と言うのです。

【腹満】

肺に空気を満たすもう一つの様式は、横隔膜を緊縮させ下降させることです。横隔膜は筋肉ですから、緊縮することで下方に下がるわけです。したがって胸腔は下のほうに拡張されることになります。胸腔とは逆に上から下りてくる横隔膜によって、腹腔はせまくなりその分お腹が膨らみます（写真34）。いかにもお腹に空気が入ったように感じますが、腹腔がせまくなった分前方にお腹がでてきたのであって、空気が入ったわけではありません。これがいわゆる腹式呼吸になるのです。

腹が満ちるということで腹満と名付けられました。胸入と腹満によって、肺は容量の限度まで空気を満たすことができます。

【漏気】

肺一杯に空気を満たした状態で充実をすると、頭蓋内や胸腔内に圧力がかかります（努責）。そのために少し息を漏らして、胸腔内に余裕をもたせる必要があります。これが漏気です。みぞおちがストンと下がって、おへそに近付くようにしながら（みぞおちを落とすという）、鼻先から「フン」と息を漏らすのです（写真35）。漏気はほんの一秒ほどの出来事ですが、努責を避け、正しく安全な呼吸法をするうえで大切なポイントです。

【充実】

基本的には、虚実息における実息と同じように、「ウーム」と息を漏らしつつ丹田を巻き上げます。巻き上げたあと、五秒ほど息を静止します（写真36）。息の静止は、まさに両刃の剣です。丹田を充実させることは、心を落ち着かせ気力を高めるに、非常にすぐれたはたらきをしますが、反面努責の危険が伴うのです。それを避けるためには、十分にみぞおちが落ちて、上腹部がゆるんでいることが大切です。また、腹圧に対処するために、肛門が閉まっていなくてはなりません。

【膨満】

虚実息の膨満と同じです（写真37）。

8.　完全息

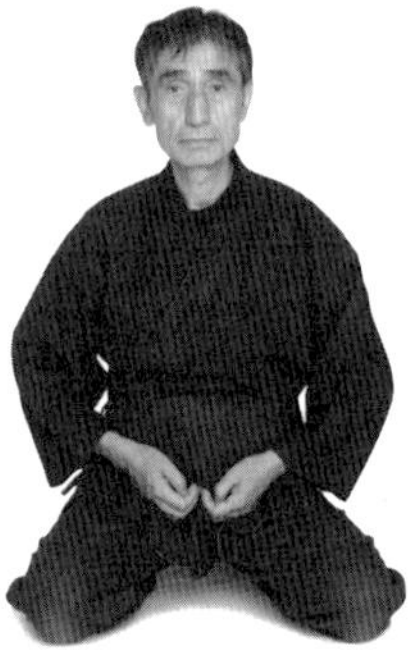
35　漏気

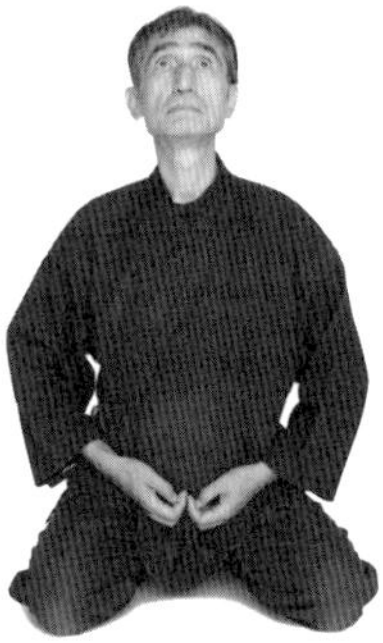
34　腹満

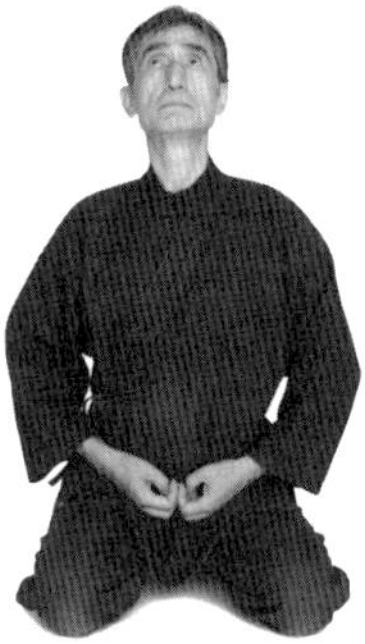
33　胸入

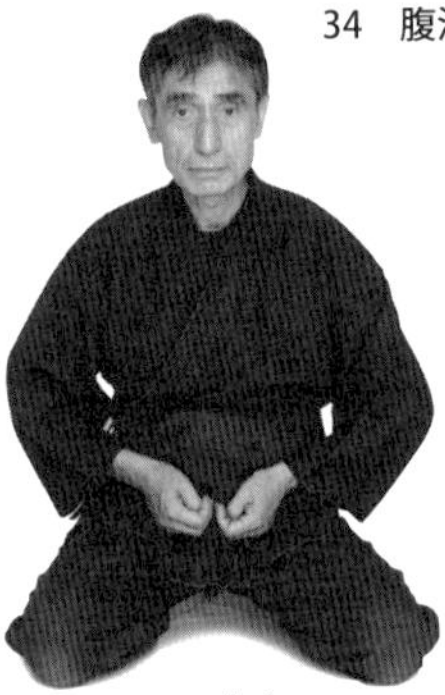
36　充実

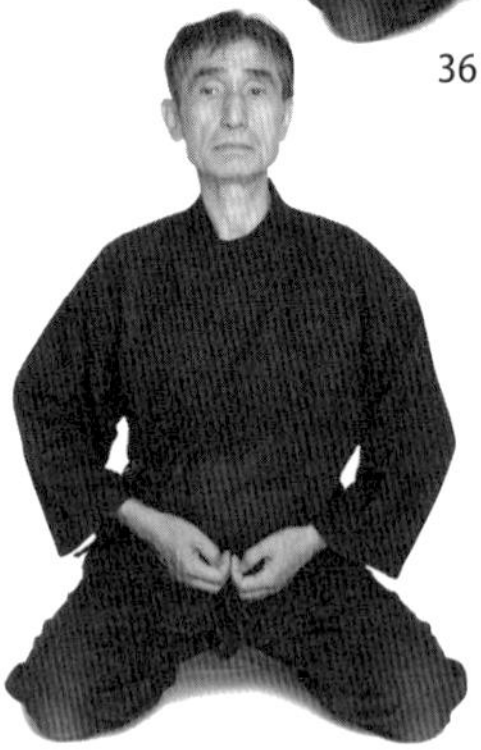
38　緊縮

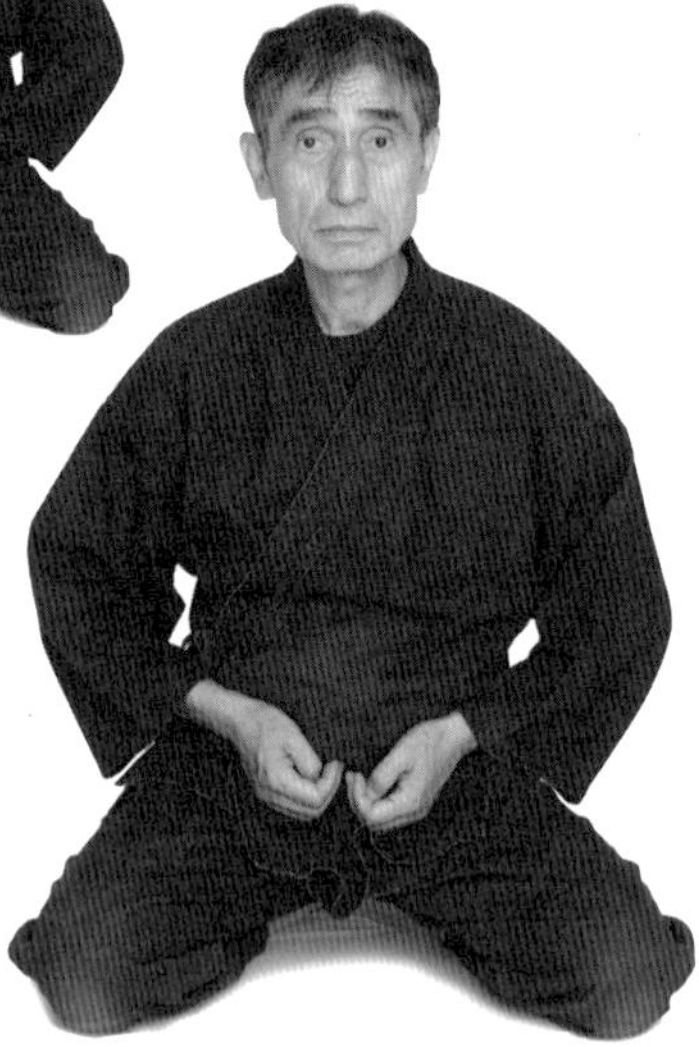
37　膨満

【緊縮】

虚実息の緊縮と同じです（写真38）。

以上、完全息まで到達すれば、調和道丹田呼吸法は完成です。そこには、釈尊の悟りをもたらした呼吸法も、禅の源流になった天台止観を組織した智顗の呼吸法も、道教や仙道の呼吸法も、気功の呼吸法も、神道の呼吸法も、武道の呼吸法も、神道の呼吸法も、芸道における呼吸法もすべてそこに含まれています。

調和道協会の第二代目会長である村木弘昌医学博士は、「調和道は動的禅であり、静的武道である」と言っていました。まさに諸芸諸道の核として、非常にすぐれた呼吸法であると思います。

❾ 錬丹修養法

調和道丹田呼吸法は、完全息にその極意が含まれています。ですからこれ以上申し上げることはないのですが、ここでは応用編として、イメージを応用した「錬丹修養法」という呼吸法プログラムもご紹介しておきたいと思います。白隠禅師の「軟酥鴨卵の法」もイメージ療法としての性格が強いものですが、その系譜を引いているもので、誰にでも習得可能な方法です。

錬丹修養法は、予修息、大地息、太陽息、観念息の四つから構成されます。以下に、順に説明していくことにしましょう。

精神修養というくらいで、修養といいますと、精神面に傾いて考えるところがあるようです。藤田霊斎は、精神の錬磨と肉体の鍛錬とを同時になすのでなければ成果は上げられないと主張します。元来人間は身心一如ですから、肉体の鍛錬には必ず精神の錬磨が伴い、精神の錬磨にはまた必ず肉体の鍛錬が伴っているものなのだ、と言うのです。

錬丹修養法における修養は、「先ず息を練り、腹を鍛え、その腹と息の力によって心を錬る（『国民身心改造の原理と方法』）という順序で構成されています。肉体の鍛錬を、腹に絞り込んでいるところに、調和道の特徴が見えています。

錬丹修養法は次のように組織されています。

❖**予修息**
❖**大地息**
❖**太陽息**
❖**観念息**

それぞれの呼吸法の特徴とやり方を次に説明します。

・予修息

椅子に坐っても、正坐でも、結跏趺坐あるいは半跏趺坐のいずれでもけっこうですが、

予修息

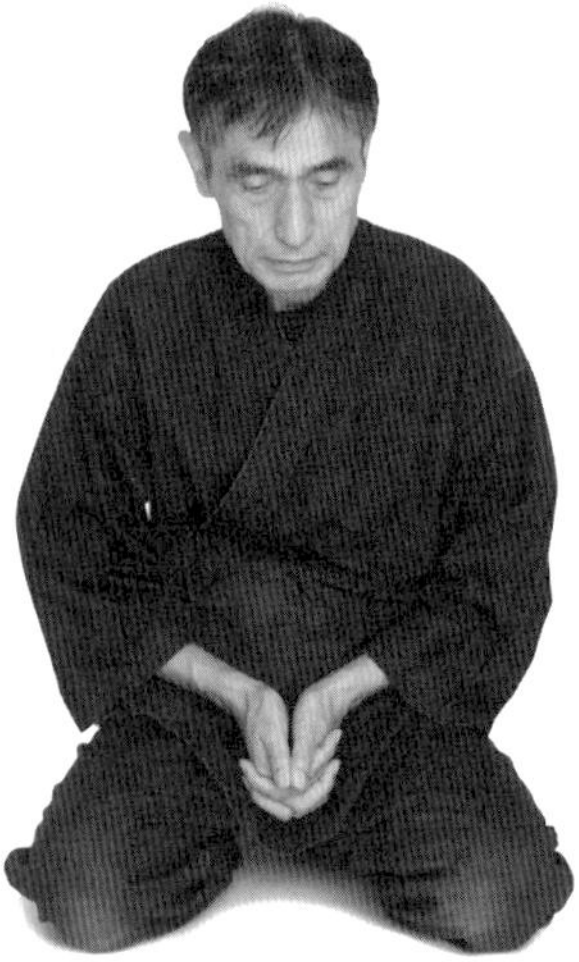
40　呼気

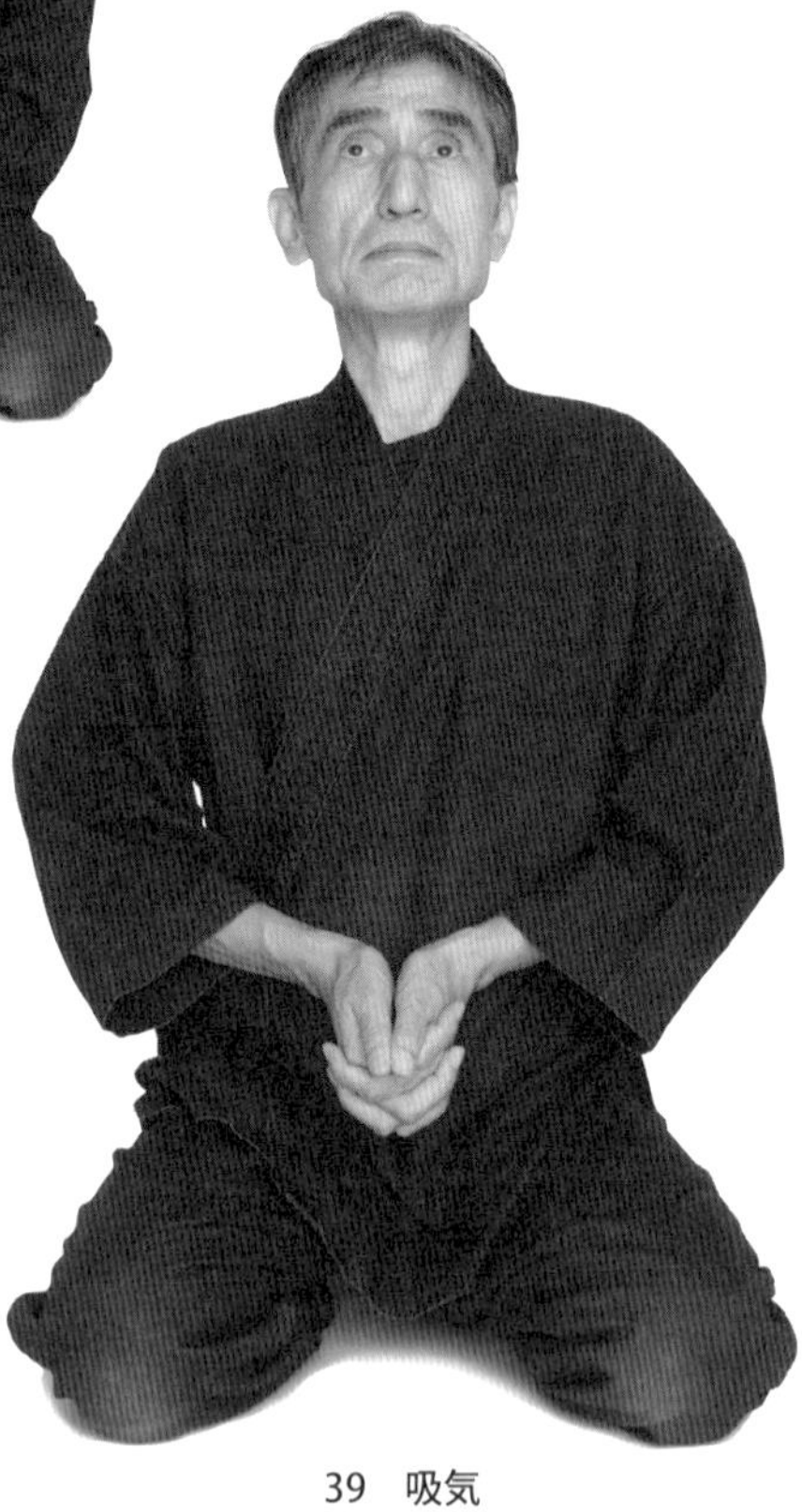
39　吸気

上虚下実の姿勢を調えて坐ります。手の指は組んで手のひらを合わせた状態で丹田の前に置きます。そして、手の操作を行なわないで中波浪息を行ないます。

三秒くらいかけて息を吸いますが、このとき胸を張り上腹部を伸ばします（写真39）。身体の動作は中波浪息と同じです。ただし手の操作は伴いません。

吐くときも手の操作なしで、中波浪息と同じ身体動作を行ないます（写真40）。時間は五秒ほどです。

上腹部の圧擦も行なわず、みぞおちを落として漏気をすることを十二回行ないます。そして、「今行なっている呼吸の実修は、一期一会の実修なのだ」と、心を込めて行なわなくてはなりません。

これは、心を落ち着かせることと上腹部を柔らかくするための準備体操のようなものですから、十二回ほど行なえばよいのです。

・大地息

現代人の問題点として、大地との隔絶感があるのではないでしょうか。母なる大地という言葉があるように、大地はいのちの源泉です。大地との隔絶はいのちとの隔絶です。現代の、とくに都会生活にあって、舗装道路やコンクリートの建物のなかに過ごすことが多ければ、これは当然のことです。昨今の事件のなかには、いのちの感覚が薄れたがゆえの犯罪が多いように見受けられます。しかし、自然のなかで大地に触れた生活を、といったところで、現状は難しいものがあります。

そんな危機を大地息は救ってくれます。大地息は、丹田を充実させる呼吸法と、大地のエネルギーのイメージによって、腹（丹田）が大地になったような感覚が得られます。腹は原（ハラ）と同じ音ですが、意味合いも大きく重なり合います。調和道では、大地と腹に共通する五つの徳性を挙げています。それは、「広大・能含・能生・能育・能浄」です。大地息は、この五つの大地の徳性を腹に強く印象付けるものです。

①広大の徳性

原すなわち大地は、広大であるが、腹も身体のなかではもっとも広く大きい部分です。大地と腹の共通徳性です。「あの人は腹が大きい」「太っ腹だ」などというのは、大地の広大の徳性を有している腹を讃える言葉です。

②能含の徳性

私たちは大地に生育するものから栄養を取り入れています。いのちに必要なものを一切含んでいるのです。腹も何事も飲み込む度量が備わっています。どちらも能含の徳性を具えているのです。

③能生の徳性

大地は生命を生みだします。能く生みだす徳性をもっているのです。田畑には、生命の素である穀物や野菜が豊富に収穫されます。木々には果物がたわわに実ります。大地には生命を生みだす徳性があるからです。私たちはもとをただせば、大地の恵みを栄養物として生命を保っています。腹も同じ徳性があります。母胎はもちろんそうですし、男性の腹も、栄養を吸収する小腸は能生の徳性そのものです。

④能育の徳性

大地は生みだしたものを、能く育てる徳性をもっています。種から芽、芽から苗、そして立派な作物に生育します。能く育てる徳性、それは大地にも腹にも備わった徳性です。

⑤能浄の徳性

大地は動物の死骸でも排泄物でも、すべて浄化し、栄養物に変化させます。不浄のものでも食べられるものに浄化するのです。腹も同じです。多少の毒物や腐敗物でも、浄化する能力を腹はもっているのです。

それでは、大地息を実際にやってみることにしましょう。

【吸気】

虚実息と同じように、手で下腹部から胸部上方まで擦り上げていきながら、息を吸っていきます。同時に身体は仙骨を前に押しだすようにし、次いで胸部を前方に突きだします（写真41）。息を吸う、手を擦り上げる、身体を反るという動作が、バランスよくなされるようにします。

吸気のときに、次のような言葉を唱えるようにします。

「大地のエネルギーを吸い入れる」と、口にだしてあるいは心のなかで唱えます。そして、お尻のほうから大地のエネルギーが吸い上げられているイメージを思い浮かべます。油田のポンプが石油を汲み上げているようにです。

【呼気】

吸気のときと逆に、手は下腹部に向って下げていきます。上体は波浪息のように、屈折線から前傾していきます（写真42）。

このときは「大地のエネルギーが、丹田の底に鎮まる」と唱えます。いっぱいに吸い入れた大地のエネルギーが骨盤の底のほうに向って、集約されていくのを感じます。

【充気】

これは虚実息の実息とまったく同じです。上腹部を柔らかくへこまして、丹田を巻き上げます。回数も六回が標準となっています。このとき、「腹は大地の徳性を発揮する」と唱えながら巻き上げます。次に「広大・能含・能生・能育・能浄」と唱えながら巻き上げます（写真43）。これを交互に繰り返すのです。

充気が六回終わったら、緩息をしてまた新たに吸気から始めます。

錬丹修養法　大地息

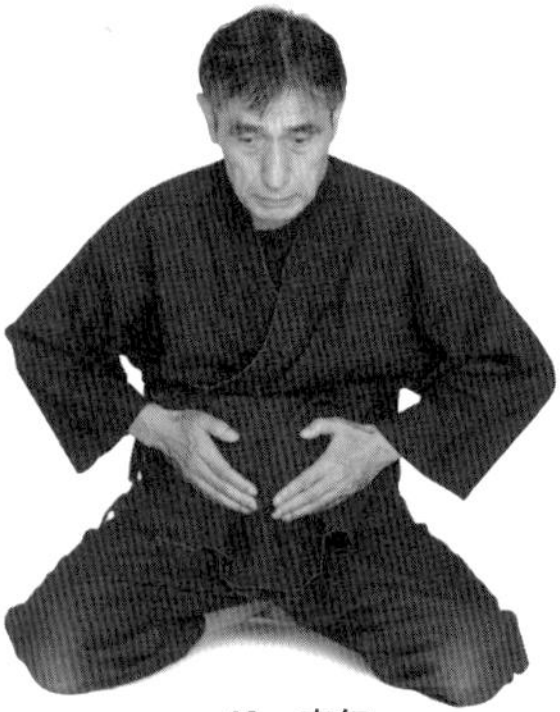
43　充気

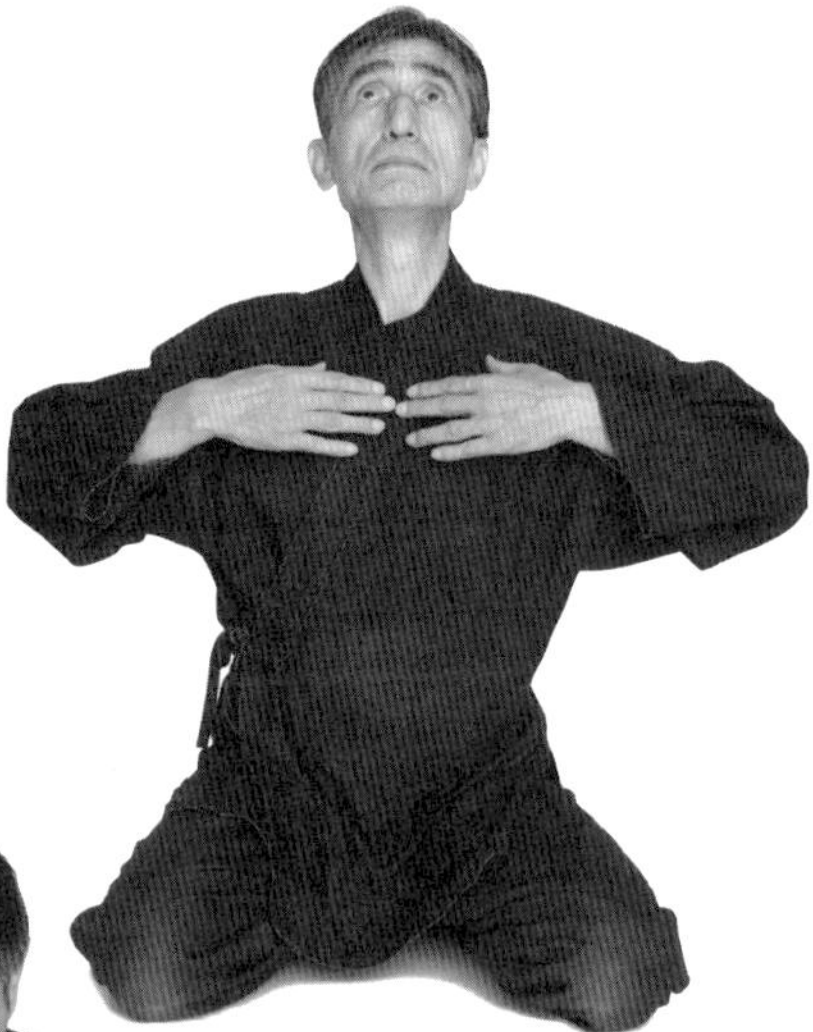
41　吸気

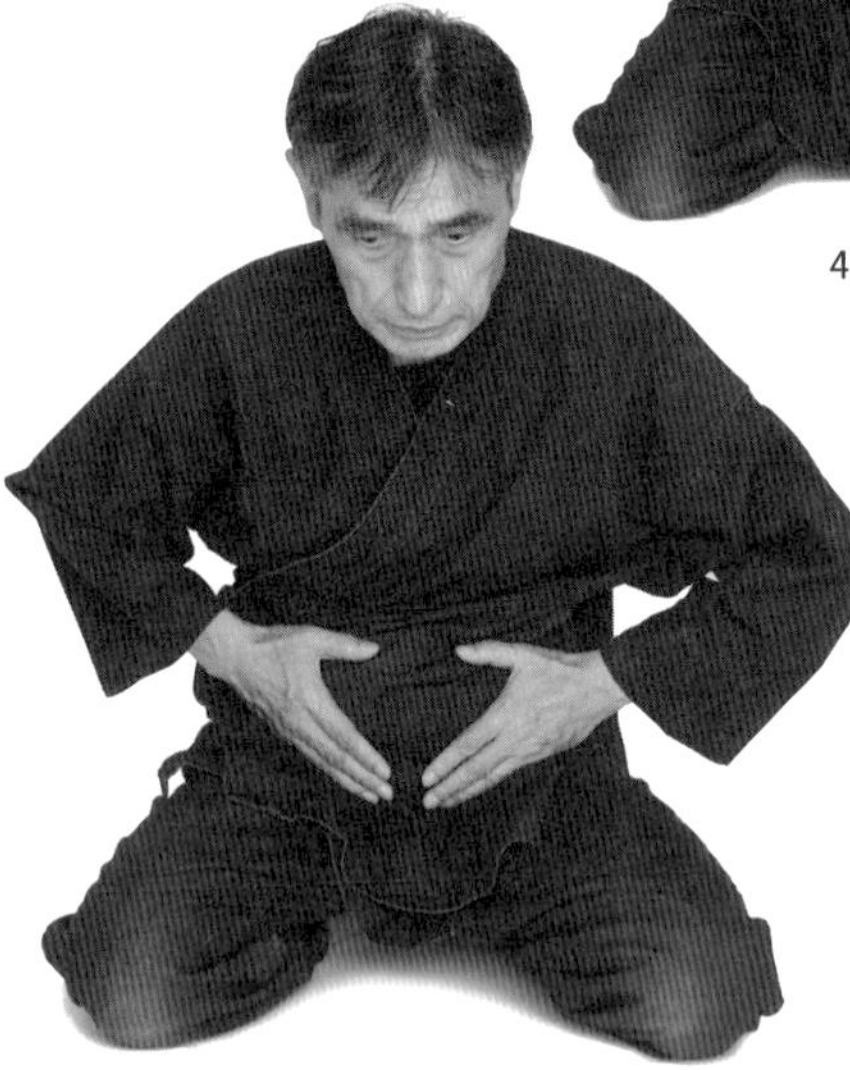
42　呼気

・太陽息

私たちは、大地の恵みをこうむっていますが、同時に大気の恵みもこうむってもいます。大気から空気を吸い入れ、大気に二酸化炭素を吐きだしています。とくに太陽の恵みは何ものにも代えがたく有り難いものがあります。その太陽をイメージして、先ほどの完全息を行なうのが太陽息です。

手は、予習息のときと同様に指を組みます（写真44）。この手を外縛《げばく》合掌といいますが、この状態で完全息をするのです。

【胸入】

緩息をして、やや前傾をした姿勢で、指を組んだ手は下腹部の前に下ろしておきます（写真45）。そこから胸入していきますが、同時に手を胸の前に上げていきます。上げる前に斜め下を向いていた親指先が、上がっていくにしたがって自然に上に向いていき（写真46）、胸の前で水平になります。そこでさらに胸を開き、合わせていた手のひらも開きます（写真47）。「胸襟を開いて語り合う」と言いますが、そんなオープンな気持ちを表現するように胸を広げるのです。

このとき、次のことを思い浮かべるか、実際に唱え、イメージします。

「太陽の光とエネルギーが胸のなかに流れ込む」

【腹満】

胸にいっぱい吸気をしたら、さらに吸い続けていると、腹にも空気が入ってくるような感じになり、下腹部（丹田）が膨れてきます。横隔膜が下降してきて腹圧がかかり、お腹の内臓が前方にでてきたのです（写真48）。

このときのイメージは次のとおりです。

「太陽の光とエネルギーが腹のなかに流れ込む」

【漏気】

完全息と同じように漏気をしますが、胸の前で組んだまま開いた手のひらを閉じながら、屈折線あたりまでストンと落とすように下げます（写真49）。この手を落とすことで、みぞおちがうまく落ちるのをサポートしてくれます。このとき、胸にあった気が丹田にストンと落ちてくるのを感じられれば、よい漏気ができたことになります。

【充実】

このとき指を組んだ手は、下腹部に触れている部分で少し上にもち上げるようにして、充実の巻き上げを補助します（写真50）。イメージは、「太陽の光とエネルギーは丹田に集約し、我と同化する」です。

【膨満】

十分に上腹部をゆるめて、腹圧をかけながら息を吐いていきます。手は丹田のところに置いたままです（写真51）。このときは「太陽の光とエネルギーに同化した我は、宇宙いっぱいに広がり宇宙と一体になる」とイメージします。このイメージは緊縮まで続けます。

【緊縮】

最後は腰を立て、下腹部を引き締めてへこませ、肛門を締め上げるようにします（写真52）。息を吐ききったら、手を組み合わせたまま緩息をします。緩息のときも、手は下腹部に置いたままですが、身体の上下の伸縮に合わせ、自然に上下させると、上体の力を抜

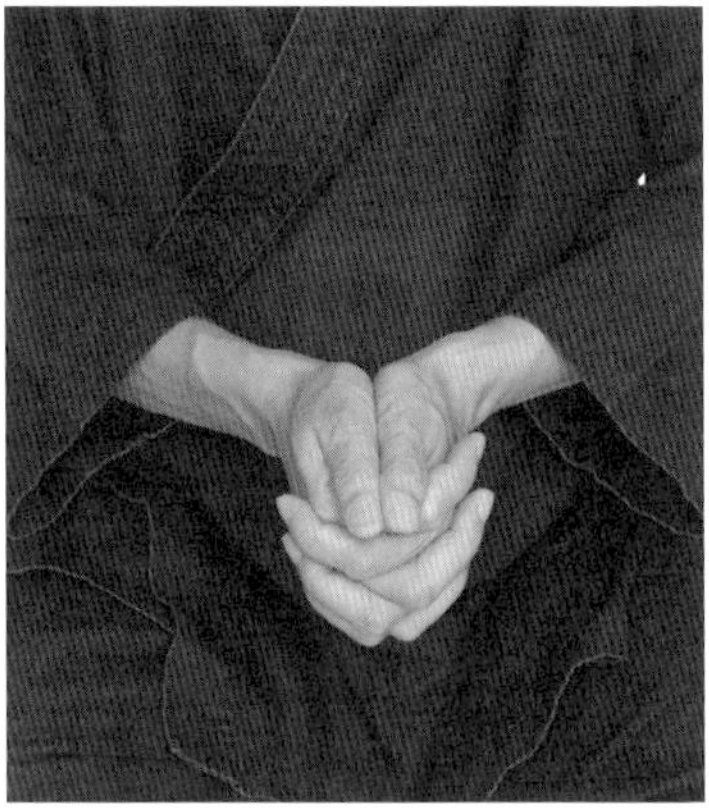

44　手の組み方

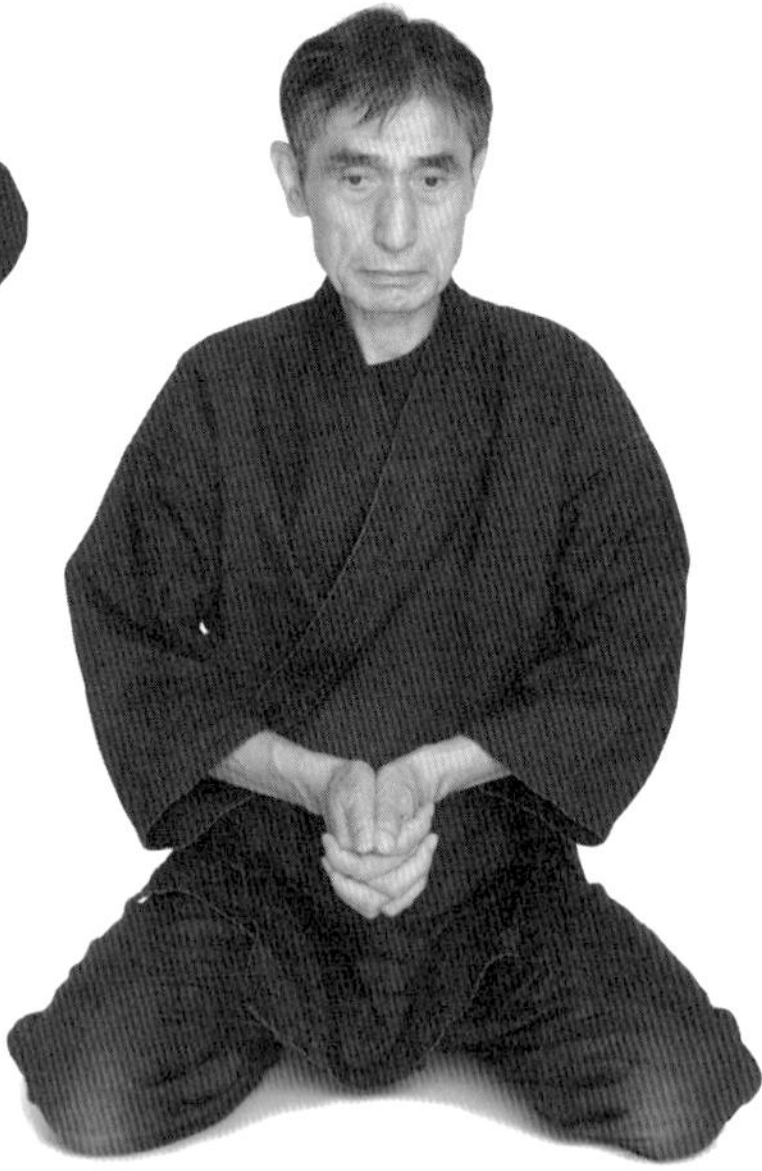

45　胸入始め

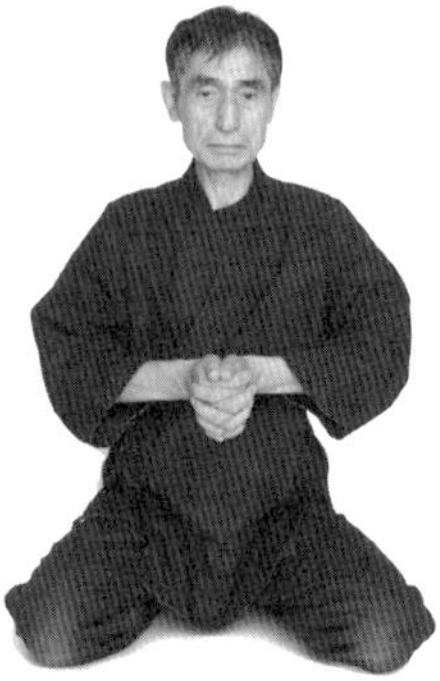

46　手を上げる

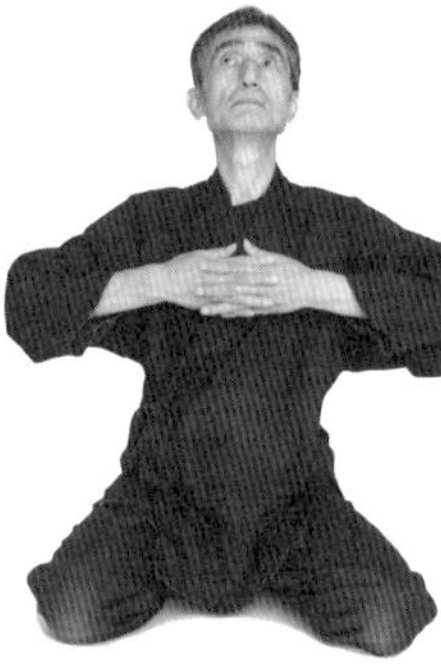

47　手のひらを開く

錬丹修養法　太陽息

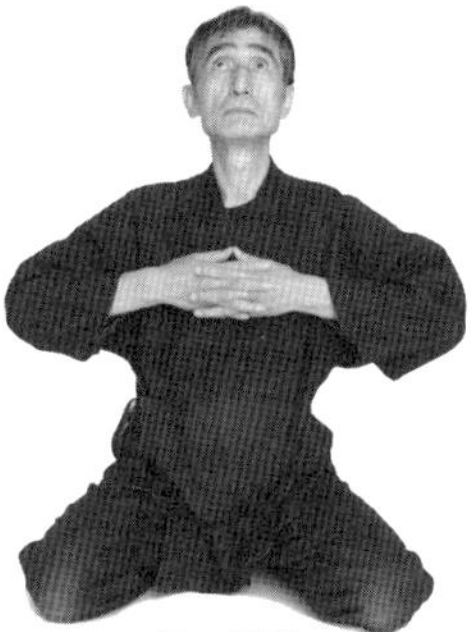

48　腹満

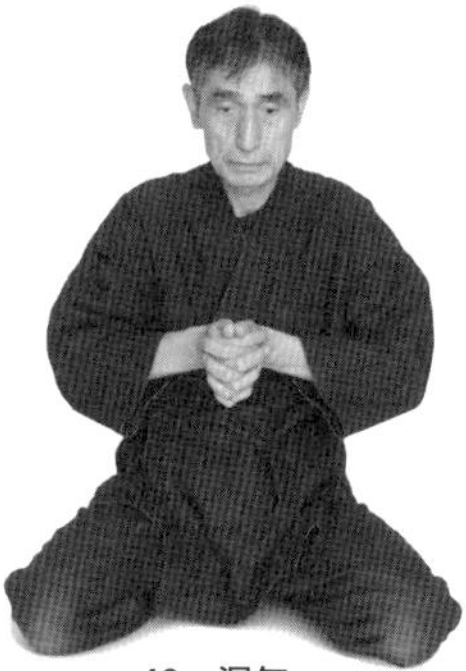

49　漏気

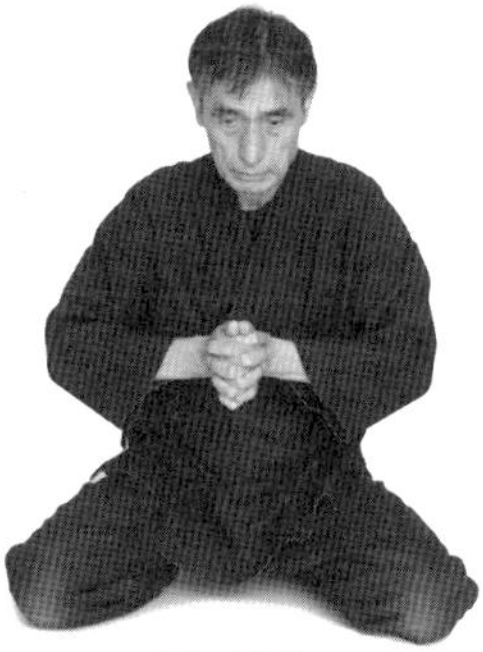

50　充実

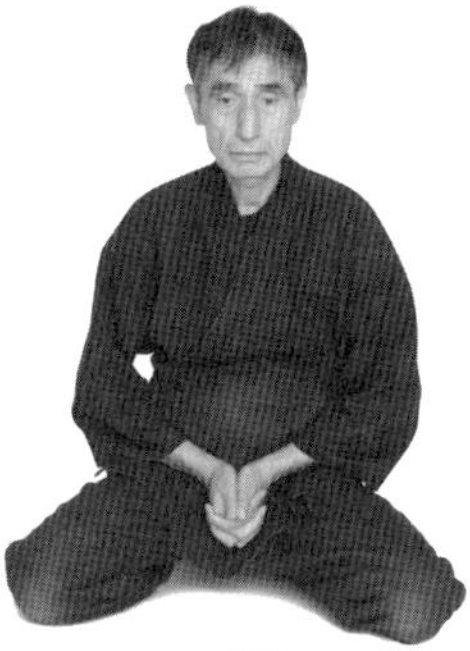

51　膨満

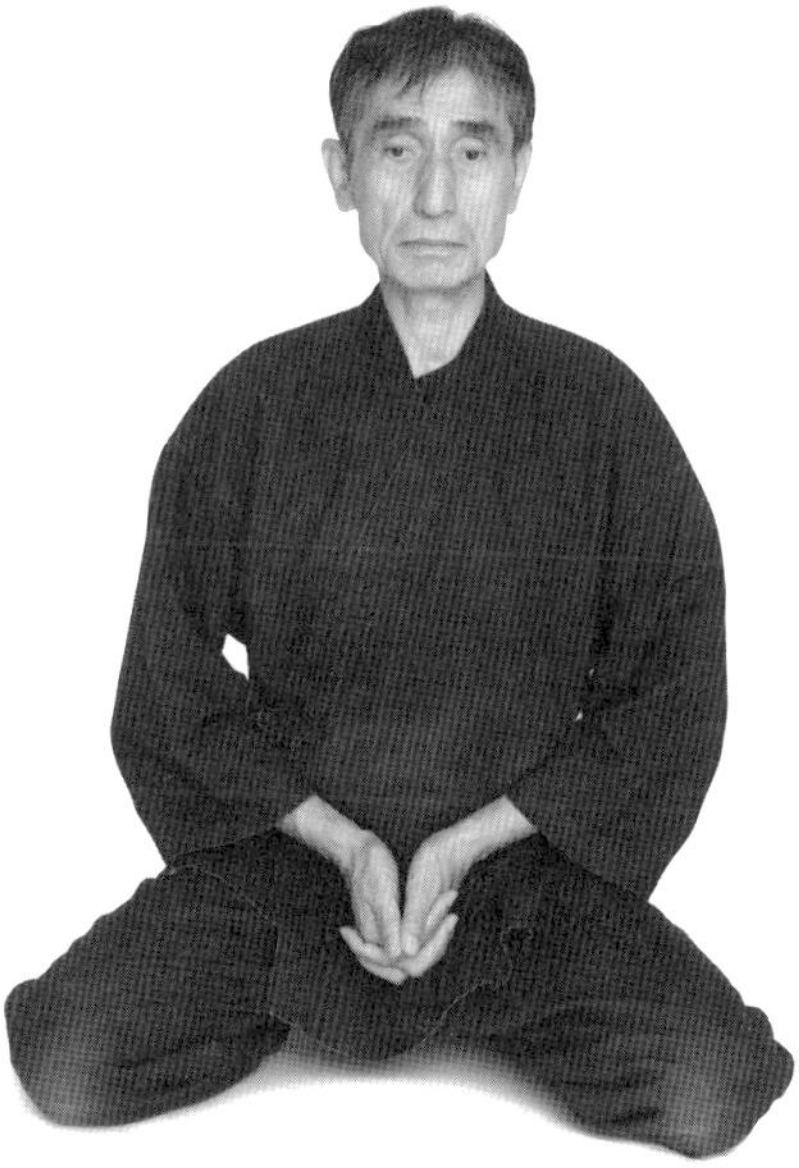

52　緊縮

きやすくなります。

・観念息

観念息とは、いわばイメージ呼吸法といったところです。調和道丹田呼吸法は、その基盤を多く白隠禅師の「内観の法」に置いています。「内観の法」もイメージ呼吸法ですが、調和道丹田呼吸法は、一層わかりやすく安全になっています。

次に、観念息を理解するうえで必要なことを説明します。

①凝念

「凝る」ということは、悪い意味で使われることがありますが、ここではもちろんよい意味で使っています。念を凝らすとは、精神統一とほぼ同じ意味ですが、混じりけのない、念そのものとなるということです。そのためには、呼吸と、丹田（腹）と、念が一つになる必要があるというのです。

②観念

「彼の言うことは観念的だね」という場合の「観念」とは、この場合意味が違っています。字のとおりそのまま念を観るということです。そして、念じたことを実現化するということです。

念の観方としては、腹で観るということが大切です。充実した丹田の内部に、イメージや言葉を刻み込むようにするのです。たとえば「健康」という言葉でしたら、健康を象徴する図なり文字を、充足させた丹田の内部に映しだすのです。このようにしますと、暗示の効果がグンと上がります。

③丹田息

中国の天台智顗（五三八年〜五九七年）の教えを著した『天台小止観』に、四つの呼吸の形が挙げられています。すなわち、風・喘・気・息の四つです。風がもっとも悪い呼吸で、順によくなって、息がもっともよい呼吸です。悪い呼吸とよい呼吸との違いは、きめの細かさにあります。丹田息とは、天台智顗の言う「息」に当たるものです。霊斎師は、丹田息を次のように定義しています。

「極めて静かな、そして微かな息が、腹のどん底から線香の煙の縷々として立ち昇るが如く呼出吸入し、そして最後には、自分では殆ど呼吸をしているかいないかわからない状態にまでいたる息」

また次のようにも言っています。

「……あたかも古徳高僧が禅定三昧に入りたるときの姿の如く、ただ兀々《ごつごつ》として安坐し、鼻息は微々としてあるが如く、無きが如く、もはや呼吸器によりての気息ではなく、全身八万四千の毛穴から雲蒸し霧起こるが如くに、呼出吸入するので、……」

こういう呼吸ができれば、凝念となり観念となるということです。究極の呼吸法である完全息も、じつはここに至るための一つの過程であるということなのです。あらゆる道でも、達人・名人と言われるような人は、このような呼吸をしているのだと思います。

第五章

丹田呼吸法の理解を深めるための道歌

藤田霊斎は、自らの理念や実践方法を伝えるために、多く短歌の形を用いました。それは、道の教えを含んだ、いわば道歌という形になっています。文章では微妙なニュアンスを伝えられないもどかしさを、韻文を用いることによって、言葉の奥にある深いメッセージを読み取ってほしかったのだと思います。

禅などでも、詩歌の形を借りて、その深遠な意味合いを表現することを多く試みています。たとえば白隠禅師は、『夜船閑話』の末尾に、「月高くして城影尽く」という言葉を掲げ、「これ何の心ぞ」とだけ述べて、説明をしておりません。その深いところは、各人の心の響きで感じ取ってほしいという願いがあるのです。

それでは藤田霊斎の道歌を順に見ていくことにいたします。

純良な血をよく作りよくまわしこりを除くが健康のもと

丹田呼吸法が、健康法としてなぜ効果があるのか？　その基本的な理由を簡単に説明した道歌です。

身体を健康にするための根本原則は、要するにきれいで質のよい血液をつくり、その血液をよく循環させてこりを取り除くことなのだ、というのです。

単細胞の生物ならば、必要なものは体の表面から取り入れることができます。しかし、六十兆もの細胞の集まりである人間では、体表面からのみで全身の細胞が必要とする物質を供給することはできません。ですから、血液を全身に循環させて、栄養や酸素を運び、体内にたまった老廃物を運び去っていくことになります。

そのために身体は「純良な血をよく作り」ます。そしてその血液を「よくまわし」てやらなくてはなりません。血をよくまわさないと、うっ血を起して「こり」が生じます。こりとは、老廃物を積んだ血液が停滞し、そこに老廃物が堆積した状態です。それはちょうど流れが悪いためにヘドロが固まっている河川のようなものです。血は、「ち」と発音されますが、いのちの「ち」に通じ、こりはいのちが停滞することを意味しています。

さてそれでは、「純良な血をつくる」「よくまわす」「こりを除く」ためにはどうしたらよいのでしょうか?　もちろん、それは丹田呼吸にある、とこの道歌は主張しているわけです。

「腹は第二の心臓である」と言ったのは、東大教授で細菌学の権威として文化勲章を受章し、腹式呼吸の提唱者としても有名だった故・二木《ふたき》謙三《けんぞう》博士です。

このように、「純良な血をつくる」「よくまわす」「こりを除く」ということは、別のことのようで、じつは一つのことでして、丹田呼吸によって一気に片付いてしまいます。

吐けば天吸えば大地と一如なりかくて此の身は天地一体

息を吐けば、自分のなかから出た呼気は天のなかに拡散していきます。息を吸えば、生命エネルギーそのものの大地の気が自分のなかに入ってきます。こうして、天と大地、すなわち宇宙と自分が一体になってしまうというのです。もちろんこの呼吸は、正しい丹田呼吸でなければなりません。丹田呼吸とは、無意識の呼吸ではなく心を込めた呼吸です。呼吸に心を込めるとは、今、行なっている呼吸を意識してシッカリと自覚することです。

芭蕉に、「よく見ればなずな花咲く垣根かな」という句があります。

「おや、こんなところになずなが咲いている」と芭蕉はなずなに近付きます。そして、「お前はなんでこんなところに咲いているんだね？」と語りかけたかもしれません。語りかけているうちに、芭蕉となずなの呼吸が合ってきて、なずなとのいのちの対話が始まります。もともと、植物は炭酸ガスを取り入れ酸素を排出しています。動物である人間はその逆です。芭蕉の呼気はなずなの吸気となり、芭蕉の吸気はなずなの呼気となるわけです。植物に話しかけていると、その植物と一体感が湧いてきます。いのちのつながりを感ずるのです。見るものと見られるものが一体となり、ついには宇宙に溶け込んで、一切と一体感を感じます。呼吸とはまさに、宇宙との対話です。吐くことは宇宙への語りかけであり、吸うことは宇宙のメッセージを聞くことであると言えます。

息と腹心の三つの調和こそ微笑顔《ほほえみがお》の基本と知れ

藤田霊斎は、微笑みをテーマにたくさんの道歌を詠んでいます。微笑みこそ、正しい呼吸がもたらす最良の成果であると考えたからでしょう。

微笑みといえば、釈尊が一輪の花をひねっているのを見て、弟子の中で一人、ニッコリ微笑んだ大迦葉に仏教の奥義が伝えられたと言われています。大迦葉の微笑みに、師である釈尊の教えの一切を理解したというメッセージが表現されていたのです。

そしてこの微笑みを身に付けるには、丹田呼吸によって息と腹と心の三つの調和が基本なのだと言っています。すなわち、意志のこもった丹田呼吸と、上虚下実の腹と、広い心の三つがバランスよく調っていることが大切なのです。

朝な夕なただニコニコと笑いかし笑う人には幸来るなり

これも笑うことの効能を歌ったものです。朝から夜までニコニコ顔。私もこうなりたいものだと、つくづく思います。ニコニコしているということは、すべてを肯定して受け容れていることです。すべてOK、すべて感謝といった心境です。心に引っかかるものは、何もないといった境涯です。

「あなうれし」「あな喜ばし」「あな楽し」と朝から晩まで微笑んでいられたら、さぞすばらしいことでしょう。天の岩屋から天照大神《あまてらすおおみかみ》がでてきたとき、神々がこのように喜ばれたということですが、あやかりたいものです。

故・平澤興《こう》京都大学元総長に、「人生はニコニコ顔でいのちがけ」という言葉がありました。一所懸命生きる。でも硬い表情でなく笑顔でいる。これ、いいですね。黄門様こと水戸光圀《みつくに》の道歌に、「見ればただ何の苦も無き水鳥の足に暇なき我が思いかな」というのがあります。

日に三たびうつす鏡にこゝろせよほゝえみ顔にかわりなきかと

街を歩いていて、ビルのガラスの向うに怖い顔をした男が歩いている。よく見たら自分が映っていた。そういうことがありました。そんな私ですが、気づいたらすぐに、微笑み顔に切り替えることを心がけたいと思っています。

一番知っているようで知らないのは、自分のことだと言います。鏡は、普段見えない自分の顔をチェックするために、すぐれた道具です。そして、顔の表情から、自分の心の奥までも見極める、心の強さも大切なことだと思います。

人間は不完全な存在である。これは間違いのない真理です。人間関係のもつれの多くは、自分の不完全を認めず、他人の不完全も許せない間違った人間観から始まるのではないでしょうか。

まず相手が、完全であるべきだとする錯覚です。完全であるわけのないものに完全を求めれば、当然無理が生じます。相手の不完全を許す広い心がなければ、この錯覚から抜けだすことはできません。

次に、顧みて自分も不完全であることを認めることです。自分は完全だと思うほど、恐ろしい錯覚はありません。自分の不完全さをしっかりと見据える強い心が大切です。その広い心、強い心を生みだすには、微笑むゆとりが大切なのです。

有りと云い又無いと云う諍《あら》がいは息の理《こと》わり知らぬ迷いぞ

「諍がい」とは、「争う」と同じ意味の言葉で、「調和」の反対語として位置付けてよいと思います。

一方では有りと言い、もう一方は無いと言う。お互いに自己主張を貫いて譲ろうとしない。こうなると二元対立の袋小路に迷い込み、抜き差しならぬ闘争へと発展していってしまいます。それは有と無だけの問題ではありません。正か邪か、善か悪か、強か弱か、上か下か、左か右か、勝者か敗者か、好きか嫌いか、男か女かなどなど、二元対立の構造は限りなくあります。とくに生と死の問題は、迷いの根源をなしています。

この二つの間を右往左往してウロウロと迷い、事実をそのままに見ることができなくなって、悩み苦しんでいるのが私たちの姿であるといえます。

二元対立に陥ってしまうことの一番の問題点は、「いのち」が見えなくなってしまうことです。藤田霊斎は、対立の状況から抜けだすには、息の理を知ることであると言っています。呼吸は宇宙との交流です。呼吸よって私たちは宇宙につながり、ここの小さな争いから解放されるのです。

形なき寿《いのち》のもとは形ある息と悟りて息道《そくどう》を知る

いのちという存在があることは確かです。自分が現にこうして生きているのですから、疑いようがありません。しかし、いのちには形がないので、五感では認識することはできません。五感に感じられないばかりに、いのちの崇高な価値を見失ってしまうのです。そして、狭い「個」の世界に閉じこもって、錯覚の想念に縛られながら、たいへん窮屈な人生を送ることになってしまうのです。

もし、いのちをはっきりと自覚できたら、人生はもっともっと充実したものになるに違いありません。その自覚によって「個」の殻が破れ、無限のいのちとつながって、本来の自由でノビノビとした世界で生きることができるのです。

「形なきいのちのもとは、形ある息である」と、この道歌は言っています。息はいのちの形です。この形である息を見つめればいのちが見えるのです。いのちに耳を傾ければ、いのちのメッセージが聞こえます。息に心を集中すれば、いのちのかぐわしさが、いのちの味わいが、いのちのぬくもりが感じられてくるのです。

つまり、いのちの本質が見えてくるのです。そのために必要なのが、いのちのもとであるこの一息を、いとおしむように大切に見つめることなのです。それによってこの人生が、数倍も価値あるものとして膨らんできます。そして大きないのちと一体感でつながります。その一体感を、私たちは愛として感じるのです。

活ける泉腹より湧くと説きなせる聖キリストの教え尊し

「腹」というと東洋の専門と思っていましたら、イエス・キリストが「活ける泉腹より湧く」と言っています。ヨハネ伝七章三十八節に、厳然とある言葉です。ただし、最近の訳では、「腹」とは言わずに「人の内」などと訳されているようです。古い文語訳には、「人もし渇かば我に来たりて飲め。我を信ずる者は、聖書に言えるごとく、その腹より活ける水、川となりて流れ出ずべし」とあるのです。

「活ける水」とは聖霊のことです。神的な活力、いのちの根源ともいうべきものが、活き活きとはたらいて、腹より流れ出すというのです。腹から、ナマのいのちが湧き上がってくる、というのですから、こんな力強いことはありません。ある程度調和道を実践してきた人は、この言葉が実感を伴って身にしみ込んでくることでしょう。

息道の行者《ぎようじや》ひとりを増すごとに世界平和の礎石《そせき》くわわる

世界が平和になることは、誰もが望んでいることです。しかし、なかなか世界平和は実現しません。それは、ほとんどの人が「煩悩の障り」にさえぎられているからである、ということができます。

高い理想を掲げて組織を作り、平和運動を繰り広げても、その組織自体が争いのルツボになってしまうことはよくある話です。組織を構成しているのは一人一人の人間ですから、その人の心が平和でなければ、平和は実現しません。

そこで、息道の行者、すなわち調和道の丹田呼吸法を実践する人が増えることが、世界平和を支える基礎の石が加わるということなのだというわけです。

智は頭脳情はみずおち意志は腹この調和こそ真人の道

別の言い方をすると、智は上丹田、情は中丹田、意は下丹田にあるということです。そしてこの三つが調和したとき、人間本来の生き方ができるというのです。

夏目漱石は、智に働けば角が立ち、情にさおさせば流され、意地を通せば窮屈だと言いました。この三つは人間の精神として、みな必要ですが、これらが別々にはたらいて調和を欠くと、お互いに相克し合ってギクシャクしてしまいます。

それはあたかも、三人の人が集まって、それぞれがハンドルとアクセルとブレーキの操作を分担し、好き勝手に行なっているようなものです。人間が他の動物との間に決定的な差をもたらしたのは、智の進化があったからでしょう。しかし智だけが突出すると、漱石ではありませんが、角が立って、物事がスムーズに運ばなくなります。

世界は多重の構造になっていますから、人間の智力だけではあらゆることを知り尽くすことはできないのです。とくに人間のように、生命と心をもつ複雑系の存在を本当に知るためには、情というものが欠かせません。

智と情は、平面的にとらえると矛盾するものです。しかしこれを多層的にとらえると、両者は統一され、調和をもたらすことができます。この調和の中心になるのが腹であるというのが、道祖がこの道歌で訴えたかったことだと思います。

藤田霊斎は、腹の研究家であるといってもいいくらい、腹について深い研究をしました。『人は腹』という著書もあり、腹を触診するだけで、その人の精神状態を見抜くほどの力があったということです。

智に働きすぎて角が立ち、ギスギスしている世の中をもっと伸びやかにするには、腹の人が一人でも多くなることが必要なのではないでしょうか。

息で生まれ息で生き又息で死ぬ生死去来は息のまにまに

赤ちゃんは、呱々《ここ》の声を上げて生まれてきます。「オギャー」という声を上げることは、息を吐いているわけです。神によって吹き入れられた息を吐き出すことで、この世に登場するのです。このひと吐きがないと大変なことになります。昔は助産婦さんが逆さにして背中を叩いて泣かせたということですが、今はどうしているのでしょうか。

こうして、息で生まれてきた私たちは、絶えず息を続けながら生きています。「いきる」

ことと「いき」をすることは、まったく同意義といってもよいと思います。

そして、息を引き取る（吸う）ことでいのちは終わります。まさに人生は、呼と吸に挟まれて存在しているわけです。まさに「息で生まれ息で生き又息で死ぬ」ということです。そして、「息のままに」生まれ来たり死に去っていくのが、自分という存在の真実の姿であるといえます。

普段惰性で行なっている呼吸を意識的に行なうこと、これが呼吸法であるということでした。同じ呼吸法でも、さらに心を込めた呼吸をすると、丹田呼吸法になります。呼吸に心を込めると、丹田は充実するのです。丹田呼吸をすることは、生きていることを実感する呼吸です。今、生きているという事実をはっきり自覚します。それによって、生きていることにぐんと深みを増すことになります。

上虚下実！　真ことの人となる基はゆめな忘れぞ上虚下実を

普通上虚下実というと、上半身の力が抜けていて、下半身がシッカリと充実していることを言っています。しかしその基本として、腹が上虚下実でなくてはなりません。つまり、上腹部（みぞおちからヘソにかけての部分）が虚、すなわち凹んで柔らかく、下腹部（丹田）が充実していることを示しています。

目標を腹部に絞り込むことで、上虚下実の実現を、ずっと具体的で容易なものにしています。腹部が上虚下実になれば、それが全体に及んで、身体全部が自然に上虚下実になっていくのです。

藤田霊斎は次のように上虚下実の効能について挙げています。

一、血液の循環良好

腹部の上虚下実は、腹部の静脈血の滞流をなくして、血液の循環を良好にし、胸腹部の臓器が十分に機能するようになります。

二、気力充実し、胆力据わり、意志力強固となる

昔から言われている「腹の人」とは、上腹部が柔凹な虚となり、下腹部が力の漲ぎって充実した人をいうのです。

三、疲労毒素を除去し、疲労感僅少となる

疲労毒素の滞留は血行不良が主因ですから、これは当然です。貝原益軒は、その著、『養生訓』で、「血気よく流行して滞らざれば、気つよくして病なし」と言っています。

四、努責作用の起こるおそれなし

努責作用、すなわち、息むことで生じる頭のなかの圧力は、大脳機能の低下や脳内出血の引き金になります。又胸郭内の圧力は、肺や心臓の機能に悪影響をもたらし、心筋梗塞にも通じます。私たちは日常のくせとして、息むことをしがちです。上腹部を柔凹にして上虚になることは、この危険ないきみを解消してくれます。

五、動作敏捷、且つ臨機応変の妙を得る

「水は方円の器に従う」といって、四角い器に入れれば即四角になり、円い器に入れれば即円くなります。この水の心を体現するには、上虚下実でなくてはなりません。

六、学術芸道の蘊奥《うんのう》を極める基礎となる

スポーツ、武道、芸道など、どんな分野でもよく鍛錬された人の動きは、上虚下実です。上虚下実の腹は、そのまま天地の姿を表しているわけです。したがって、上虚下実であれば、天地に統一された動きができるのです。身体技能を極めた人の動きに感動するのは、天地の心を見ることができるからなのだと思います。

腹を錬れ腹を鍛えよ人は腹腹の人こそ世に尊けれ

常識的には、頭のよい人のほうが尊い人のように思いますが、「腹の人こそ世に尊けれ」と言っています。藤田霊斎とほぼ同時期に、岡田式静坐法をもって一世を風靡した岡田虎二郎は、頭の人を第三等の人、胸の人を第二等の人、腹の人を第一等の人として、やはり腹の人を尊んでいます。

藤田霊斎は、腹には犬腹、洋樽腹、瓢《ひさご》腹の三種類があると言います。犬腹とは、みぞおちからお臍までの上腹部が硬く出っぱっていて、下腹部がそげたように凹んでいる腹です。虚弱で気力にも乏しい腹です。そしてその内部は、硬結症状があるというものです。洋樽腹は、堂々たる太鼓腹です。見た目には活力旺盛で元気いっぱいのようですが、上腹部は犬腹と同じに、硬く凸状態になっていて、やはり硬結症状が見られます。高血圧や脳溢血、心臓疾患の素因を抱えた人に多いタイプです。

これら二つの腹は不完全な腹です。それにたいし瓢腹は、完全な腹の形です。これは、みぞおちが柔らかく凹状で、臍から三センチくらい上のところがくびれていて、下腹部丹田は弾力があって充実していて、腹全体がひょうたんのような形をしています。白隠禅師が、最高の腹を称して、「臍下《さいか》瓠然《こぜん》として未《いま》だ篠《しの》打ちせざる毬《まり》の如し」と言ったのと同じ腹です。

物事に過剰反応して、やたらムカツイたりキレたりするのは、腹ができていない人の典型的な態度です。

腹で歩き腹ですわりて腹で寝よ日々のつとめも腹の力で

歩くときも坐るときも寝るときもすべて腹、毎日の仕事も腹で行なうようにとの教えです。

腹で歩くとは、腹を充実させて歩くということです。上半身をリラックスさせて、丹田に重心を置いて歩くのです。そしてその充実した腹に引っ張られるようにして、清風を起こすように歩くのです。佐藤一斎が、「筋力は臍下よりして運動すべし」と言っているのは、まさにこのことに他なりません。

坐るときも同じく上虚下実を保って腹を充実させます。そうすると、体が安定し、ひいては心も安定します。坐禅にしても、静坐にしても、腹で坐ることで、真理に達しようとする試みです。腹を忘れていたのでは、いくら坐っても、ただの休息に過ぎなくなります。

次に、寝るときも腹でと言っていますが、眠ってしまうと腹の充実を保つのはちょっと難しいかもしれません。寝るときはともかく、日々のつとめはぜひ腹の力で行ないたいものです。そのつとめが、何かを作ることにせよ、事務を取ることにせよ、読書をするにせよ、書き物をするにせよ、パソコンに向かうにせよ、すべて腹に重心を据えて行ないます。

私が思うに、茶道は日々のつとめを腹で行なうためのすぐれた修練法であると言えます。道具を運び出し、湯を汲み、茶を点てるといった一挙手一投足が、腹で行なう訓練になっているのだと思います。

何事も腹で行なうとき、そこに心がこもり、その成果は高いものになります。また同じ運動をするにも、腹で行なう運動は、身心を養うもとになります。反対に、腹を忘れた運動は、身心を消耗させる方向にはたらくばかりです。

朝な夕な息の功徳に感謝する人こそいつも無病健全

朝がやってきて目覚めると、息をしている自分がいます。当たり前といえばそれまでですが、今日もまた新しいいのちを頂いたのだと感じると、息をしている自分のいることが、奇跡に思えてきます。そして、一日の仕事を終えた夜、静かに自分を見つめると、今日一日を生き抜いて息をしている自分がいます。

このとき、生かされていることの恵みに感謝をする。この「感謝」することがそのまま、病気のない健全な人をつくる基本になるのである。そういった意味の道歌です。

藤田霊斎の創始した調和道丹田呼吸法は、非常にすぐれた健康法です。それはガス交換を活発にし、腹圧により血循を盛んにするなど、いろいろな理由から健康な身心を実現します。しかしそれ以上に、調和道丹田呼吸法が健康をもたらす大きな理由は感謝にあると言えます。そしてその感謝は、息の恵みと功徳にたいする朝夕の感謝だというのです。

一息一息に心を込めた丹田呼吸法を実修していると、日ごろの無意識呼吸では気づかなかった呼吸の姿が見えてきます。呼吸が見えるということは、いのちが見えることだと前に言いました。その息の恵みに、あるいは息の功徳に感謝の念が湧いてくるのです。

清水の舞台で有名な京都清水寺の元管長で、一〇八歳もの長命を得られた大西良慶師が、「ありがとういうて生きることが極楽やの」と、説法のなかで語っておられたのを聞いたことがあります。本当に、「ありがとう」と感謝しているときは、心のなかに葛藤はなく、幸せです。極楽というところがあるのではなくて、感謝の心でいることが極楽にいるということになるのだと、大西和上は言っているのです。

肛門を締めて下腹巻き揚げよ心窩《しんか》を凹《くぼ》く胸を開いて

肛門は、体の排泄口であるということで、汚いものとして扱われています。ところがどうして、その功績には偉大なるものがあって、坐禅や武道について語る際には、避けることのできない、重要な身体部位です。

最近腸の大手術をした人にこんな話を聞きました。手術後おならをすると、固形物まで出てきてしまって困ってしまうというのです。健康なときの肛門は、固体か気体かをギリギリのところで判断して、出し分けているのです。このような驚くべき高等技術を、さりげなく行なっている肛門は、じつに偉い存在と言えます。汚いとか恥ずかしいなどとはもってのほか。

丹田呼吸は腹腔内に圧力が生じます。この腹腔内圧力（腹圧）が、いわばマッサージ効果を発揮して自律神経を活性化し、内臓の血流を旺盛にします。しかし一方で腹圧は、内臓を押し下げることで、その応力を開口部である肛門に集中させます。そしてそれは、内臓下垂や脱肛を引き起こすことにもなります。

それを避けるために、肛門を締めて弱い開口部を強化するとともに、骨盤底をもち上げることになり、横隔膜と共同して腹圧を高めるはたらきをします。これによって、臍下丹田に気力が充実するのです。

次に「下腹巻き揚（上）げよ」と言っています。これも下実をつくるために非常に大切なことです。下腹を巻き上げることは、腹圧の効果をさらに増幅し、内臓を一層強化します。この、下腹を巻き上げた形は、瓢腹といって、理想的なお腹のかたちです。上腹部が柔らかくへこんで、下腹部は内圧がかかって、空気に満たされたボールのようになります。

こういうお腹を白隠禅師は、このような瓢腹になっても病気が治らなかったら「私の頭をきってもっていけ」と、自信をもって言いきっています。

次に下の句の「心窩を凹く」です。「心窩」はみぞおちのことです。みぞおちからお臍の上にかけての上腹部をへこませるということです。すなわち、上虚にすることです。この、みぞおちを含む上腹部がへこまないと、丹田の充実がいきみを誘発することになってしまいます。いくら丹田が充実しても、上腹部も膨らんでしまう、いわゆる洋樽腹ではだめなので、瓢腹でなくてはなりません。

そしてこの道歌は、「胸を開いて」と結びます。胸に力を入れずに、伸びやかにしているようにとの教えです。「胸襟を開いて語り合う」などと言いますが、開放的な身構え、あるいは心構えのすすめです。

高慢自我の民は地獄の先達ぞ世尊は深く教えたまいぬ

仏教経典のなかでもっとも古い『スッタニパータ』には、高慢な心の姿勢や言動をしていないかどうか、自分の内面にいつも気を付けているように、と説かれています。法華経などの仏典にも、貪欲《とんよく》（むさぼり）・瞋恚《しんに》（いかり）・愚痴《ぐち》（おろか）の三毒に加えて、驕慢《きょうまん》（思い上がり）を強く戒める言葉が見えています。高慢と驕慢はほとんど同じ意味にとってよいと思います。

思い上がって他者から学ぼうとせず、自我に執着している人は、地獄への案内人である。釈尊はそのように深い教えをされておられる。この道歌は、そのように歌っています。こういう「高慢自我の民」は、反省をすることがありません。それが地獄への道を形成してしまうということです。

彼は善し己れ悪しゝと思うときおのづと見ゆる微笑の顔

誰にも身びいきというものがあって、悪いのは相手で、自分は正しいと考えてしまうものです。ところがこの自己正当化は、無用の緊張をもたらします。その緊張は顔から微笑みを消してしまいます。

駅の改札などで、強引に割り込んでくる人がいるものです。そのようなとき、相手を

「ずるいヤツだ」と悪者にせずに、「何か急ぎなのだろう」と考えて、お先にどうぞと気軽に譲るときもあります。そのようなときは、自分の気持ちも和み、微笑みの顔になっているることと思います。こうなれば、朝のラッシュ時の殺伐たる光景もなくなるに違いありません。ところが、とかく自分を正義の立場におき、相手を悪者に仕立てて、対立の構図をつくりだしてしまうものです。

そういうときは、割り込む人を、「こんなずるいヤツは許せない」と、依怙地になって割り込ませまいとします。自分は正しくて相手は悪い、というわけです。そういうときは、不愉快な気持ちがいつまでも尾を引いてしまいます。その場合おそらく、不機嫌で厳しい顔になっているに違いありません。

次の道歌はそのことを詠んでいます。

己れに善し彼に悪しと思うときおのづと変わる閻魔王顔

たしかに、割り込むのはよいことではありません。しかし、それは相手の問題です。相手の問題をあれこれ取り上げて、こちらの心を波立たせるのは賢明なことではありません。一人や二人割り込んだからといって、大した問題ではありません。それよりも、閻魔王のような顔になるか、微笑みの顔になるかということのほうが、はるかに大きな問題です。

よいことは自分に、悪いことは相手に押し付けようという、自己中心の心の姿勢が閻魔王の顔にしてしまうのです。閻魔王顔は、心の苦しみの表出であり、微笑み顔は、心の喜びの表出です。藤田霊斎は微笑みということを何よりも大切に考えておりました。

そして、閻魔王顔を微笑み顔にするのは、腹を錬り、腹を鍛えることである、と霊斎は言外に説いているのです。

老いてなおおのが勤めにいそしみてほほえみくらす身こそ楽しけれ

若いことは喜ばしいことで、老いることは悲しむべきことであるというのが一般的な考えです。しかし霊斎はそう考えません。あくまでも年を取ることに前向きです。どこまでも自己完成を目指していくのが人生である、と考えているようです。

「イヤー、もう年だ」とか「すっかり衰えてしまった」といった泣き言も、被害者意識も、言い訳けがましさもこの歌にはありません。そうかといって、長寿自慢の押し付けがましさもありません。

憂きことも苦しき事もやがて来る楽しき春の知らせとぞしれ

この道歌は、藤田霊斎が愛弟子を失ったときのものです。孔子は愛弟子の顔淵を亡くしたとき、「天は予《われ》を喪《ほろぼ》せり」と言って号泣したそうです。霊斎の悲しみも孔子に変わらぬ深いものがあったことでしょう。冒頭の道歌は、そんな状況の中でハワイにおいて詠んだものです。

藤田霊斎の際立った特長は、積極的な考え方に徹していることです。いつも明るく、いつも前向きな姿が道歌からも伺えます。この道歌からも、底抜けの楽天性を見ることができます。

現在の境遇がずっと続くと考えてしまうのは、私たちの錯覚の最たるものです。「憂きこと」があれば、この憂いが底なし沼のように思ってしまいます。また、「苦しき事」があれば、先行き希望を失ってしまうものです。逆に、恵まれた境遇も、当たり前のように続くと考えてしまいます。

そこで出番なのは丹田呼吸法です。この道歌で訴えていることも、調和道の丹田呼吸こそ、悪しき心のクセを正す最良の法である、ということは言うまでもありません。人間パニックに陥ったとき、上腹部が硬くなり、下腹部がへこんで虚脱状態になります。そして、胸に気が上った状態になるものです。

そのようなとき、上腹部をゆるめて丹田に気を満たします。そうしてから、この憂いや苦しみは、これまでの心のクセによってたまった垢が消えていく現象であって、楽しい春がやってくる知らせなのだと考えるのが藤田霊斎の生き方であり教えでありました。

人の身はいと健やかに百歳の齢《よわい》かさねて力あるなり

百歳を越えても彫刻界にその存在を示した平櫛田中《ひらくしでんちゅう》翁には、百歳のとき、三十年分の彫刻の材料を買い付けたというエピソードが残されています。先が短いのに無駄じゃないか、と思うのは普通の人の考え方で、田中翁には、百三十歳まで生き抜く魂の勢いがあったのでしょう。

陸上競技の百メートル競走で、ゴール地点でピタリと止ったら、記録的にロスをしてしまうでしょう。ゴールより先まで駆け抜ける意思をもつことで、最後の伸びが期待できるのです。

この道歌は藤田霊斎が逝去の五十日ほど前に作られたものですが、もっともっと先のほうまで駆け抜けようとする勢いと強さが感じられるのではないでしょうか。

とにかく、亡くなる前日の五月一日、霊斎は日本領事館を訪ねて、領事に「勤労百歳会」のテーブルスピーチを依頼し、その途の車中で昏睡に陥り、翌五月二日に亡くなったということです。最後まで燃焼し続けた充実の一生でした。

もう残りわずかだからと余生をないがしろにせず、最後まで大切に生きていこうという姿勢が、そこには感じられます。

「浜までは海女も蓑着る時雨かな」――そんな句がありました。

我れ人の道は一すじ調和道ゆめな迷いぞ道は一すじ

調和道の魅力は、健康法の一つという範囲にとどまらないことです。呼吸法という入り口から、あらゆる道に通じているのが調和道です。逆に言えば、あらゆる道が調和道丹田呼吸法という一道に統合されているということです。

私たちが日ごろ実修しているこの丹田呼吸法は、呼吸法というより呼吸道といったほうがよいと思います。その道を霊斎は調和道と名付けたのでしょう。道は一すじに進むべきものです。あちこち迷っていては何処にも到達することはできません。

調和道とは、呼吸という、いのちにもっとも直結した行為を徹底的に磨いていくことで、人生の深い理にめぐり合おうとする試みであると言えます。それはちょうど、宮本武蔵が剣の道を一筋に追求した結果、あらゆる道に通じる一つの原理を体得して、絵画や彫刻や禅や文章などに精通してしまったことと同じことだと思います。

武蔵の絵画といえば、「枯木鳴鵙図《こぼくめいげきず》」が有名ですが、もずの活力に溢れた精悍な姿と、枯れ枝の垂直な鋭い線のコントラストは、絵心のない私にも深い感銘をもたらしてくれます。このように、宮本武蔵をして芸術の蘊奥を極めさせた剣の理には、当然呼吸のあり方が含まれていたことは間違いないと思います。

適応の修錬程度を守れかし過不足ともに萎縮退嬰《いしゆくたいえい》

何かを目指すとき、苦しみが伴わないと成就できないという思い込みにとらわれます。ハードでつらい行ほど、目的達成の可能性が高くなると考えてしまうのです。しかしそれは、目的にたいする執着のなせるわざであり、恐怖や不安からの逃避でもあります。

聖書には、「自分の命のことで何を食べようか何を飲もうかと、また自分の体のことで何を着ようかと思い悩むな。（マタイ伝六章二十五節）」とあります。そして、野の百合は何も心配しないのにあんなに美しく着飾っているではないか、と説いてあります。

心配したり恐怖に陥ったり執着にとらわれると、事態はドンドン悪いほうに向かってしまうものなのです。

私たちの身体は、使わなければ廃用性萎縮を起こし、使い過ぎれば過用性萎縮を起こします。いずれにしても「過不足ともに萎縮退嬰」するものなのです。「適応」しているとき、自ずと微笑みが表れるのでしょう。

最近のスポーツをテレビなどで見ていると、試合に臨む選手の笑顔を見受けます。以前でしたら「たるんでる」と批判を受けそうですが、その余裕が、よい結果を生むことがわかってきたからなのだと思います。そういえばバスケットボールの英雄、マイケル・ジョーダンなんかは、舌を出してプレーをしていました。

かつて織田信長が、桶狭間の合戦を前にして、「人間五十年、化天の内を比ぶれば、夢幻の如くなり……」と歌い、幸若舞《こうわかまい》を舞いました。これも微笑みに通ずる心の余裕の表れということです。

信長でなくても、昔の武将は、出陣を前にお茶を点てたりして、余裕ある態度を見せていました。ちょっとしたことに過剰反応して、アタフタしがちな現代人には、見習うべき腹の出来具合です。

雑念と妄念は病魔のもとの原せめて欲しきは凝念の境

腐ったものを食べたとか、忙しくてヘトヘトになったときなどは、病気になるのではないかと心配になります。しかし、いま雑念と妄念が起きているから、病気になるのではないか、と心配することはあまりないのではないかと思います。思いや念というものは、エネルギーとしては微弱ですが、意外に身体と心を疲れさせ弱らせて、病魔を呼び込む力をもっているようなのです。

『普賢経《ふげんきょう》』という経典に「一切の業障の海は、皆妄想より生ず」という言葉があります。私たちのうえに生ずる一切の問題は、すべて妄想より起こるのだ、というのです。ここで妄想とは、道祖のいう「雑念と妄念」と同じに考えていいと思います。

「雑念と妄念」とは、心のエネルギーが分散して、統一してはたらかない状態です。それは普通の鉄と磁石のようなものです。鉄はみな磁気をおびています。しかし鉄の分子の磁気のプラスとマイナスの向きがテンデンバラバラだと、磁石とはなりません。すべてが一定の方向に揃うと、磁石としてのはたらきをもつようになります。

磁気の流れが一方向に揃って磁石となるように心がはたらくことが「凝念」です。「『意識の統一』または『精神統一』などと称しているのは、『凝念』の作用の一部である」と霊斎は言っています。

横隔膜によって腹圧を高めて、いつも下腹部に気力を充実させておくと、凝念状態が現れ、その凝念状態が作用となって現れるときの力が「観念力」です。「観念」とは、普通の意味の観念とは少し違っていて、念を観るということで、「自己がある一事に思念を凝らし固めたときに、即ち凝念のできたときに、その思念どおりの事象が底に現実に現れてくる」ということです。道歌の中で「せめて欲しきは」と言っているのは、観念力まではいかなくても、せめて凝念という境地を実現したいものである、という意味です。


以上、藤田霊斎の道歌の中から二十五首を選んでご紹介しました。

呼吸法というものは、心という目に見えないものにアクセスするために、たいへん有益な事象です。また、心と身体の両者をつなげる界面活性剤のような働きを有しています。

コツとか秘伝とか極意というものも、多分に呼吸の在り方が大事な位置を占めているように思います。

このようなコツや秘伝といわれるものは、言語化することが難しいものです。言葉にするほどわからなくなることさえあります。それを短歌という韻文形式で、言葉の限界を打ち破ろうとして、藤田霊斎は多くの道歌をつくったのだと思います。俳句や短歌という詩形は、十七文字、あるいは三十一文字という省略された言葉のなかに、多層的な世界を表現するものです。ここに掲げた道歌を何度も口ずさんで、藤田霊斎の理念、理想をつかんでいただければ、呼吸法の奥深さが体感できるのではないかと思います。

あとがき

チルチルとミチルの兄妹が、幸福の象徴である青い鳥を探しに行きますが、どうしても見つかりません。あきらめて家に帰ると、青い鳥は家の中の鳥籠のなかにいました……。メーテルリンクの童話「青い鳥」は、そのような物語でした。

私たちの青い鳥は、家のなかよりもっと身近なお腹（丹田）にある、というのが本書のテーマです。豊かさ、便利さは幸福の条件の一つであるかもしれませんが、すべてではありません。自分の外にあるものだけを頼りにすると、人生は不安定なものになります。外にあるものは、偶然性に左右されて確かではないからです。

本当の安定は、心の在り方にかかっています。自分の真実の姿を認識する力、そして先人、社会、親、兄弟、上司、同僚、部下、師、友人などの恩を感じる感性、困難に立ち向かう勇気、生命をいとおしむ情感などが、安定した人生の主要な条件になるものです。

しかし、心は自分のものでありながら、思いどおりにコントロールすることができません。そのためには、腹（丹田）が重要なカギになってきます。

腹をつくるためには、呼吸の仕方がポイントになります。その呼吸の仕方の要点は、呼吸に意識を込めることです。日常無意識に行なっている呼吸を、意識的に行なうのです。その意識呼吸の実践が、腹（丹田）に充実感をもたらします。つまり、意識呼吸は丹田呼吸になるのです。修行だ、修養だと言いますと、物々しいことになりますが、要するにそれは、時々意識呼吸にきり替えることに始まるということです。

本書を読まれた皆様に、丹田呼吸法を実践していただくことを心から願っています。

最後になりましたが、著者を最後まで辛抱強く励ましてくださった、佼成出版社編集部の根岸宏典さんに感謝いたします。ありがとうございました。

二〇一〇年　一月

鈴木光弥

＊協　力　奈良　薬師寺
社団法人調和道協会
＊呼吸法実演　鈴木光弥
＊写真撮影　内田雅子

鈴木光弥（すずき・みつや）

1943年東京都生まれ。法政大学法学部卒業。重い喘息やノイローゼによる身心の苦しみを丹田呼吸法で克服したことから、30年近くその普及に努めている。現在、社団法人調和道協会理事。著書に『丹田湧気法入門』（共著 柏樹社）、『丹田を創る呼吸法』（ＡＢジャパン）、『丹田を創って「腹の人」になる』（小学館）がある。
E-mail:mitsuya@wf7.so-net.ne.jp

❖ 藤田霊斎 丹田呼吸法

向上し続ける人生の構築

2010年2月28日　初版第1刷発行
2020年6月30日　初版第2刷発行

著　者　鈴木光弥
発行者　水野博文
発行所　株式会社佼成出版社
〒166－8535 東京都杉並区和田2－7－1
電話（03）5385－2317（編集）
（03）5385－2323（販売）
URL https：//www.kosei-shuppan.co.jp/

印刷所　錦明印刷株式会社
製本所　株式会社若林製本工場

ISBN978-4-333-02422-3 C0095